Ab heute alles anders!

● *Joachim Franz* ist einer der außergewöhnlichsten Extremsportler und Abenteurer der Welt. Er war jahrelang Schichtarbeiter bei VW, bis er beschloss, sein Leben zu ändern, und mit Extremsport begann. Mit der Teilnahme an unzähligen Wettkämpfen von Marathon bis Ironman schaffte er es bis ins Guinnessbuch der Rekorde, seine Aids-Awareness-Expeditionen werden von den Vereinten Nationen anerkannt und gefördert. In zahlreichen Vorträgen berichtet er über seine Erfahrungen.

Joachim Franz

Ab heute alles anders!

Wie ich mein Leben in die Hand nahm und wie Sie es auch schaffen

Campus Verlag
Frankfurt/New York

Alle Ratschläge und Übungen in diesem Buch wurden von den Autoren sorgfältig recherchiert und in der Praxis erprobt. Weder die Autoren noch der Verlag haften für etwaige Schäden, die aus der Befolgung der in diesem Buch gegebenen Ratschläge resultieren.

Bibliografische Information der Deutschen Nationalbibliothek:
Die Deutsche Nationalbibliothek verzeichnet diese Publikation in der Deutschen Nationalbibliografie. Detaillierte bibliografische Daten sind im Internet über http://dnb.d-nb.de abrufbar.
ISBN 978-3-593-38296-8

Umschlaggestaltung: R.M.E, Roland Eschlbeck und Rosemarie Kreuzer
Umschlagmotiv: © Getty Images
Satz: Fotosatz L. Huhn, Linsengericht
Druck und Bindung: Freiburger Graphische Betriebe
Gedruckt auf säurefreiem und chlorfrei gebleichtem Papier.
Printed in Germany

Besuchen Sie uns im Internet: www.campus.de

Inhalt

»Bringt das was?«

Es ist dunkel in der Sporthalle der Justizvollzugsanstalt Wolfenbüttel, ein Beamer hat ein großes buntes Bild von mir an die kalte Wand projiziert, auf dem ich in der Atacama-Wüste in Chile zu sehen bin. Es ist gerade einmal ein paar Monate her, dass ich mich bei meiner *Panamericana – Aids Awareness Expedition* auf dem Rad durch dieses heiße Stückchen Erde gekämpft habe. 900 Kilometer Wüste, nur ein Bruchteil der 23 000 Kilometer langen Strecke, die mich mit meinem Team von Alaska nach Feuerland bringen sollte. Ein Gewaltakt in 35 Tagen, um mehr Aufmerksamkeit für Millionen von Aids betroffene Straßenkinder zu erzielen. Und nun stehe ich in diesem geschichtsträchtigen Gebäude, um wieder einmal über Veränderung und Motivation zu sprechen. *Der Glaube an die eigene Kraft!* lautet das Thema meines Vortrags, mit dem ich mich in den nächsten anderthalb Stunden an ein auch für mich ungewöhnliches Publikum wende.

»Meinst du, das bringt was?«

Diese Frage hatte ich in den Tagen zuvor oft gehört, als ich von meinem geplanten Auftritt im Knast erzählte. Fast immer überlege ich in solchen Augenblicken für einen Moment, ob ich den Fragesteller ernsthaft und mitreißend mit meiner Lebenseinstellung konfrontiere. Ich tue es inzwischen meistens nicht mehr, signalisiert mir diese Art von Fragen doch, dass kein wirkliches Interesse an einer Antwort vorhanden ist. Diese Frage ist allerdings eine gute Gelegenheit, um zu erklären, warum dieses Buch entstanden ist. Vielleicht wird manch einer Leserin oder einem Leser dabei auch bewusst, dass er oder sie sich eigentlich in einer komfortablen Startposition befindet, um zu beschließen: »Ab heute alles anders!«

Stellen Sie sich vor, im Publikum in der Justizvollzugsanstalt säße ein Mensch, einige Kilogramm zu viel auf den Hüften, Raucher, mehrfach wegen Drogendelikten vorbestraft und verurteilt. Wie hoch ist die Wahrscheinlichkeit, dass ein Vortrag von 90 Minuten Länge, mit einigen mahnenden Worten und schönen Bildern meiner Karriere unterlegt, diesen Menschen dazu motivieren könnte aufzustehen, seine Zigaretten wegzuwerfen, im Gefängnishof seine Laufrunden zu drehen und auf diesem Weg allmählich zu einem Unterstützer des ersten deutschen Gefängnismarathons zu werden? Glauben Sie, dass dieser Mensch drei Monate später auf einer 1 000 Meter langen Runde im Gefängnishof seinen ersten Marathon in drei Stunden und 38 Minuten absolvieren könnte? Denken Sie, dass dieser Mensch, mit den richtigen Beratern und echten Freunden an seiner Seite, vorzeitig das Gefängnis verlassen und in einem der erfolgreichsten Expeditionsteams der Welt aktiv werden könnte? Genau dies ist passiert! Und deshalb huscht mir nach wie vor ein Lächeln über das Gesicht, wenn mich wieder einmal jemand fragt, ob meine Arbeit »was bringt«.

Vielleicht ahnen Sie nun schon, was auf den folgenden Seiten auf Sie zukommt. Wenn Sie sich nicht »erwischen« lassen und doch lieber gar nichts ändern möchten, sollten Sie am besten nicht weiterlesen. Wollen Sie sich also im Wortsinn auch weiterhin nicht bewegen, um dann irgendwann tatsächlich stehen zu bleiben, dann verwenden Sie dieses Buch einfach als dekoratives Element in Ihrem Bücherregal.

Von dem Wunsch nach Veränderung

Ich möchte mich vorstellen: Ich bin 47 Jahre alt, mit 18 habe ich den Beruf des Werkzeugmachers erlernt. Vor 15 Jahren war ich an einem Punkt angelangt, an dem in meinem Leben eine ganze Menge nicht mehr stimmte. Ich war nicht zufrieden mit dem, was ich erreicht hatte. Wie auch, denn was war aus mir geworden? Ich war zu dick, wog fast 120 Kilogramm und rauchte wie ein Schlot. Ich hatte Schulden, einen großen »Freundeskreis« und konnte einiges an Alkohol vertragen. Ich arbeitete im Zwei- und Dreischichtsystem bei einem der größten Automobilkonzerne der Welt. Aber ich wollte mein Leben verändern, dringend, denn ich brauchte neue Ziele, neue Herausforderungen.

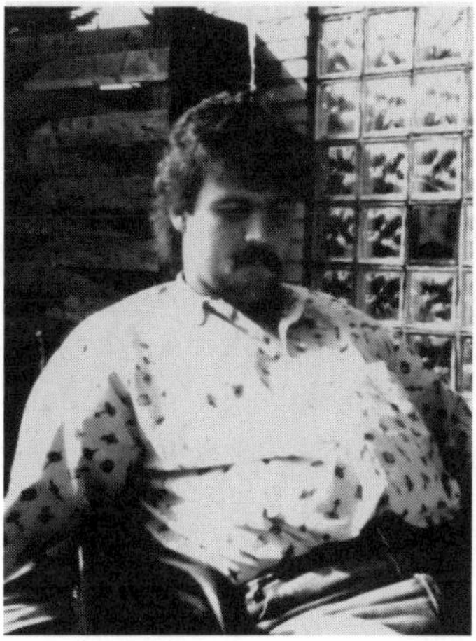

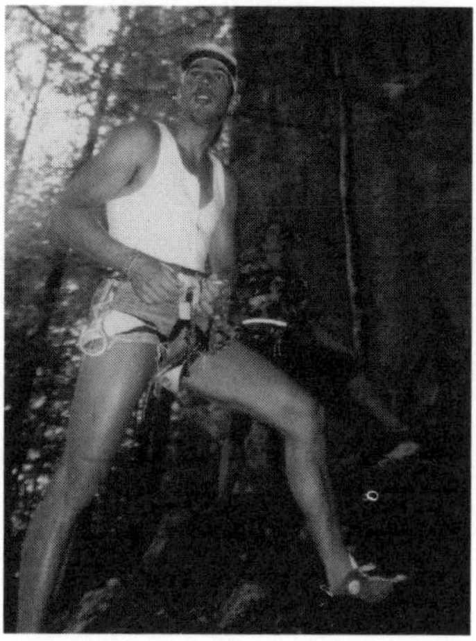

Heute, mit 47 Jahren, bin ich, so sagt man, erfolgreicher Extremsportler und Abenteurer und war schon in der ganzen Welt unterwegs. Ich kämpfe gegen eine der schlimmsten Geißeln der Menschheit, gegen Aids, und das tue ich auf ungewöhnlichen Wegen. Ich selber bin nicht mit dem HI-Virus infiziert und auch nicht homosexuell, finde aber, dass das Thema HIV und Aids eine große

Aufmerksamkeit verdient, insbesondere angesichts der steigenden Anzahl von Infektionen.

Ein erstaunliches Projekt, das ich in diesem Zusammenhang realisiert habe, wird mich im Jahr 2008 mit 30 weiteren Personen zum Berlin-Marathon bringen. Mein großer Wunsch ist es seit langem, HIV-positive und an Aids erkrankte Menschen zu bewegen, sich an Aktionen gegen Aids aktiv zu beteiligen und damit Zeichen zu setzen. Gemeinsam mit meinen Partnern hatte ich die Idee, den Menschen, die von der Gesellschaft nur zu gerne an den Rand gedrängt werden und völlig zu Unrecht als nicht belastbar betrachtet werden, eine Chance zu geben. Vielen Unkenrufen zum Trotz riefen wir gemeinsam das Projekt *Die 42 Kilometer von Berlin* ins Leben. Ich bin der felsenfesten Überzeugung: Mit den richtigen Experten, den richtigen Überlegungen und mit einem aufrichtigen, stimmigen Ansatz kann man fast alle Grenzen überschreiten und damit Zeichen setzen. Prompt erhielten wir begeisterte Reaktionen auf unsere Aktion und mussten noch vor Erreichen des Anmeldeschlusses die Werbung einstellen, da wir mit fast 100 Anmeldungen völlig überrannt worden waren. Und wer nur einige der Begründungen für den Teilnahmewunsch gelesen hat, die die Bewerber uns in den Unterlagen mitteilen sollten, der wusste, dass wir den richtigen Schritt gemacht hatten. Ich habe ein Stück meines Herzens, meines Wissens und meines Mutes weitergegeben. Nicht mehr, und auch nicht weniger!

Ich habe großen Respekt vor Menschen, bin ehrgeizig, selbstbewusst, manchmal auch selbstsüchtig – aber ich kann, wenn es darauf ankommt, auch selbstlos sein. Heute wiege ich 40 Kilogramm weniger als vor 15 Jahren. Ich schreibe Bücher und halte Vorträge, spreche vor Hunderten von Menschen über Veränderung, Motivation und den Preis, den man dafür zahlt – und über den Gewinn. Ich arbeite immer noch für dasselbe Unternehmen, heute als eine Art internationaler Gesundheitsbotschafter in Sachen HIV und Aids. In dieser Funktion zeige ich, wie dieser global agierende und denkende Konzern aktiv Verantwortung übernimmt: für eine Welt voller Wunder, voller einzigartiger Menschen, voller Ziele und voller Angst.

Durch meine Arbeit begegne ich sehr vielen Menschen und beobachte dabei immer, wie viele dieser Menschen sich eine Veränderung wünschen. Vielleicht nur eine kleine, vielleicht aber auch eine größere. Unausgesprochen stellen wir uns ständig die großen, grundlegenden Fragen: Bin ich zufrieden? Fühle ich mich wohl in meiner Haut? Bin ich so, wie ich sein möchte? Spüre ich meine Energie – trotz Arbeit, Familie, Belastung und ständigem Überfordertsein? Gehe ich positiv auf andere zu? Packe ich neue Aufgaben mit Elan und mit Freude an?

Je zögerlicher wir auf die eine oder andere Frage mit einem Ja antworten, desto stärker werden wir den Wunsch nach Veränderung spüren. Und ich wage zu behaupten, dass ihn wirklich jeder spürt. Immer. In jedem Alter.

Eine erste entscheidende Frage ist: Besteht die Veränderung für mich darin, dass ich endlich das neue Auto kaufe oder die Australienreise mache, von der ich schon so lange träume, also in mehr oder weniger materiellen Dingen? Oder liegt die Wurzel des Veränderungswunsches tiefer? Bin ich es selber, mit dem ich nicht zufrieden bin? Ich kann zwar einige meiner Wünsche, Hoffnungen und Ziele benennen, aber dann stockt es. Wie soll ich anfangen? Was ist ein erster Schritt?

Oft genug fehlt es an Selbstbewusstsein, die eigenen (vielleicht heimlichen) Pläne umzusetzen, und die Bereitschaft, sich gegen Widerstände zu behaupten, ist gering. Man ist ganz auf sich selbst gestellt: Ich bin mit mir unzufrieden, ich will mein Leben ändern – aber was soll ich tun? Wie soll ich beginnen? Wo finde ich die Kraft um loszugehen?

Der eigene Körper ist eine unbekannte Größe. Er ist jedoch der Ausgangspunkt und die Basis für den Schritt, den es nun zu tun gilt.

Aber Vorsicht: Wenn ich mir diese Fragen stelle, muss ich auch wissen, dass der Preis der positiven Veränderung durchaus ein hoher sein kann. Sieger werden eher gehasst als Verlierer. Wer keinen Ehrgeiz entwickelt, wird oft als angenehm und ruhig empfunden, der Erfolglose hat unser Mitgefühl und unser Verständnis. Ich muss mich also fragen, ob ich mir die Rolle des Beneideten zutraue, die auch mit Nachteilen verbunden ist.

Wie viel leichter es wäre, wenn sich jede erdenkliche und gewünschte Situation einfach herbeizaubern ließe! Menschen scheuen keinen Aufwand und keine Kosten, um einen vermeintlich einzigartigen Weg zu finden, wenden sich an die Wahrsagerin, investieren in Lottoscheine oder vertrauen sich dem Arzt mit dem Fettabsauger in der Hand an. Dabei kann jeder Mensch sein Leben selbstbewusst und erfolgreich meistern, wenn er seine Kraft, Zeit und sein Geld in den eigenen Weg investiert!

Abenteuer des Alltags oder Woran wir scheitern

Ich habe viele beeindruckende Menschen getroffen, die es geschafft haben, und es hat mich begeistert zu sehen, wie viele von ihnen ihren Körper als den Ausgangspunkt jeder Veränderung und jedes neuen Vorhabens betrachteten. Unabhängig von ihrer beruflichen oder privaten Situation verwenden sie einen Teil ihre Energie darauf, sich um ihre körperliche Fitness zu kümmern. In meinem Fall heißt das konkret: Ich habe zunächst nicht versucht, mich emporzuarbeiten, beruflich oder geschäftlich erfolgreich zu sein. Ich habe auch nicht geplant, eine sportliche Karriere zu beginnen, und schon gar nicht geahnt, dass ich einmal mit so vielen Persönlichkeiten, Gewinnern und Verlierern, aus so vielen Städten und Ländern zusammentreffen würde. Zunächst kümmerte ich mich nur darum, wieder in Form zu kommen. Das Ergebnis: ein freier Geist, Kraft, Mut, Spaß am Leben, immer mehr Ehrgeiz und ein

Selbstbewusstsein, das mir Türen geöffnet hat, die mir vorher verschlossen schienen. Ich habe eine schier grenzenlose Freiheit in mir gewonnen, die nun schon fast 20 Jahre lang ununterbrochen anhält!

Egal, in welcher Lebenslage Sie sich befinden: Es gibt immer Wünsche und Ideen, die Sie bisher nicht umgesetzt haben. Dafür gibt es Gründe. Vielleicht hatten Sie keine Zeit dafür? Vielleicht gab es andere wichtige Dinge in Ihrem Leben?

Dieses Buch will Lust machen und es soll Ihnen einen Weg zeigen, wie Sie mithilfe von Expertenwissen Ihren persönlichen Erfolg erreichen, und nicht nur viel beschäftigten Menschen vermitteln, dass es immer möglich ist, sein Leben zu verändern. Körperliche Fitness bringt mehr mit als nur Wohlgefühl. Man ist einfach besser – man denkt besser, hat neue Ideen, sieht besser aus und macht vieles besser und anders. Allerdings muss man darauf auch gefasst sein! Menschen, die sich in der Mitte des Lebens befinden, fällt das manchmal leichter als deutlich Jüngeren. Sind Sie 40, 50 oder älter? Auch für Sie ist dieses Buch geschrieben worden.

Wie war mein Leben damals eigentlich? Mein Gott, dachte ich früher, diese 120 Kilogramm sind doch kein Weltuntergang! Das waren sie auch nicht, nur das Grübeln über mein Körpergewicht war ein Problem. Ich konnte mich nicht mehr auf die wirklich wichtigen Dinge im Leben konzentrieren, die Dinge, die einen Wert hatten. Und es ging nie ums Abnehmen, sondern immer um die grundsätzliche Veränderung meines Lebens. Bei dem Schlagwort »körperliches Wohlbefinden« denkt man zunächst oft ans Abnehmen, doch dieser gedankliche Sprung ist zu kurz, ihm fehlt ein wirkliches Fundament. In meinem Fall ging es in erster Linie um eine Befreiung der Seele und des Geistes, und weil ich die nötigen Schritte der Befreiung vollzog, war es mir möglich, auch abzunehmen. Der Körper bewegt den Geist, und deshalb halte ich Diätpläne und die damit verbundenen Ratschläge für

Augenwischerei. Diese sicherlich gut gemeinten Hinweise lenken uns nur von unserem wesentlichen Ziel ab. Wir müssen aber ein wenig Zeit und Mühe aufwenden, um die richtigen »Helfer« zu finden.

Ich habe die für mich wichtigen Menschen – Freunde und persönliche Berater – gebeten, ihr Wissen und ihre Erfahrung in dieses Buch einzubringen, denn ich wurde schon unzählige Male gefragt, wie ich es zum einen geschafft habe, mein Leben so radikal zu ändern, und wie es mir zum anderen gelingt, in meinem Alter ständig neue sportliche Höchstleistungen zu vollbringen. Die Antwort lautet: Ich bin über meinen Schatten gesprungen. Ich habe unzählige Menschen angesprochen und sie, wenn ich sie für die richtigen hielt, gebeten, mir zu helfen. Mit diesem Mut und mit dem nötigen Durchhaltevermögen habe ich die richtigen Fachleute gefunden, die Profis auf ihrem Gebiet sind und mir ihr Wissen zur Verfügung gestellt haben. Einige von ihnen sind längst gute Freunde geworden. In diesem Buch möchte ich Sie an meinem und dem Wissen dieser professionellen Helfer teilhaben lassen, denn eines steht fest: Um Hexerei handelt es sich bei dem, was ich tue, bestimmt nicht. Nur in ganz wenigen Ausnahmen! Allerdings könnten auch Sie vielleicht eine Ausbildung zur Hexe oder zum Zauberer absolvieren ...?

In den folgenden Kapiteln zeigen wir die Schritte auf, die es Ihnen ermöglichen, einen für Sie individuellen Start in ein noch erfolgreicheres Leben zu vollziehen. Wir wollen und werden Ihnen helfen, den Grund herauszufinden, warum Sie bisher Bewegung und Ihren Körper nicht besser genutzt haben – egal, in welchem Alter und in welcher Lebenssituation Sie sich befinden. Sie erhalten Einblicke in die wichtigsten Funktionen Ihres Körpers, um zu erkennen, wo Ihre Potenziale liegen. Wir stellen Ihnen medizinische Fachkompetenz zur Verfügung, um Ihnen ein Verständnis für Ihren Körper zu vermitteln. Gleichzeitig müssen wir Sie aber schon jetzt enttäuschen: Wir werden Ihnen keine Märchen vom schnellen Glück erzählen. Dafür bekommen Sie konkrete Hilfestellungen, mit denen Sie Veränderung erreichen können. Und ganz nebenbei lassen wir keine der Ausreden gelten, die Sie bisher davon abgehalten haben, einen unbequemen Weg zu gehen.

Was wir jedoch nicht bieten können, das ist der perfekte Plan für Sie. Wir werden uns hüten, in Ihre individuelle Strategie des körperlichen und geistigen Erfolgs einzugreifen, denn Sie werden bald bemerken, dass nur Sie eine neue Ausrichtung Ihrer Ziele vornehmen und einen neuen, veränderten Weg einschlagen können – möglicherweise mit Unterstützung dieses Buchs.

Eine neue Haltung

Wie der Volksmund weiß, schlummert es in jedem von uns: das Abenteuer. Daher schauen wir zwar immer ein bisschen entrüstet auf Typen wie mich, die Extrem- und Abenteuersportler dieser Welt, sind aber irgendwie doch auch fasziniert …

Keiner muss sich dafür rechtfertigen, ein »Nicht-Abenteurer« und eher passiv zu sein. Aber warum sorgt unser Nichtstun oft für ein schlechtes Gewissen? Vor wem müssen wir uns überhaupt für unseren persönlichen Lebensstil rechtfertigen? Nur vor uns selbst – deshalb lässt uns das Gewissen auch keine Ruhe. Wir wissen längst, dass wir nicht auf dem richtigen Weg sind, auch wenn wir uns noch demonstrativ gelassen geben und eine souveräne Gleichgültigkeit zur Schau tragen, aus Unsicherheit, aus Angst vor dem ersten Schritt. Jeder sehnt sich nach dem Abenteuer: doch sich darauf einzulassen, etwas zu wagen bedeutet, sich selbst der beste Freund zu werden.

Betrachten wir es lieber offensiv: Jeder ist ein Abenteurer, jeden Tag, in jeder Situation des Lebens. Ich spreche nicht von waghalsigen Expeditionen in abgelegene Winkel der Erde, sondern von der Haltung, die wir gegenüber unserem alltäglichen Leben einnehmen. Was sagt uns der Duden über das Abenteuer?

Abenteuer = Ereignis
abenteuerlich = außergewöhnlich
abenteuerlustig = mutig

Der Abenteurer, Wüstenläufer und Schriftsteller Bruno Baumann hat es auf den Punkt gebracht: »Durch Abenteuer können wir wieder jenes Vertrauen in die eigenen Kräfte und Fähigkeiten zurückgewinnen, das uns hilft, intensiver, angstfreier und geistesgegenwärtiger zu leben.«

Welches Abenteuer Sie auch immer wählen, Sie werden Gleiches erleben. Schaffen Sie sich ein Ereignis! Ob klein, ob groß, wichtig ist, dass Sie es zu Ende führen. Was ich Ihnen mit diesem Buch anbiete, ist ein Kennenlernen des »Abenteuer Körper«. Ganz elementar sind die Abenteuer, die Sie erreichen möchten, in Ihnen vorhanden. Lassen Sie sie zu!

Be your own hero heißt eine Initiative, die ich ins Leben gerufen habe, um Menschen, die etwas für andere tun wollen, einen Leitgedanken und einen Rahmen für ihre Aktionen zu geben – Aktionen, um anderen, die sich nicht selbst helfen können, ein »Abenteuer« zu verschaffen. Ich kann mich sehr gut an meine eigenen kleinen und großen Abenteuer erinnern. In mehr als 70 Ländern dieser Welt bin ich im Dschungel und auf Bergen, in Höhlen und reißenden Flüssen unterwegs gewesen. Ich habe allerlei hüpfenden, kriechenden und schleichenden Tieren ins Auge gesehen und manche Verletzung ignorieren müssen, um das vor mir liegende Ziel zu erreichen. Aber zufrieden und erfolgreich bin ich erst geworden, als ich mich selbst und den Menschen als solchen als Abenteuer begriffen habe. Um aus sich selbst auszubrechen oder um andere Menschen als Mittelpunkt zu begreifen, braucht es Kreativität und Fantasie, Selbstverantwortung und Weitsicht. Kein anderes Abenteuer beschert uns mehr unkalkulierbare Situationen.

Die Basis ist unser Körper

Sie kennen die Schönheitsideale und Statussymbole, die in den Hochglanzmagazinen propagiert werden und eine ungeheuer suggestive Kraft auf uns ausüben. Viele unserer Träume werden dadurch beeinflusst, und es wäre naiv zu glauben, wir könnten uns diesen Bildern entziehen. Wir müssen es auch gar nicht, entscheidend ist nur, den Mechanismus zu durchschauen, der dahintersteckt. Je mehr wir zu solchen Idealbildern aufschauen, desto weiter rücken unsere Ziele in die Ferne. Und je weiter wir in die Ferne blicken müssen, um sehen zu können, wie wir leben, sein oder aussehen wollen, desto unmöglicher oder zumindest schwerer wird der erste kleine Schritt. Jedes Steinchen auf dem Weg bekommt die Dimension einer unüberwindbaren Hürde. Die Folge: Wir gehen gar nicht erst los.

Gesellschaftliche Idealbilder tragen dazu bei, dass wir die Verantwortung für uns abgeben. Wie in einem großen Hamsterrad laufen wir den von anderen gemachten Vorgaben hinterher, verändern alles Mögliche und bleiben doch innerlich stehen.

Jeder Mensch setzt den stereotypen Idealen automatisch das entgegen, was ihn auszeichnet: seine Persönlichkeit. Dazu gehören individuelle Stärken und Schwächen. Der erste Schritt zur Veränderung ist, dieses Ich zu stärken. Dazu müssen wir herausfinden, wo wir stehen, und aus dieser Positionsbestimmung können sich dann Richtung und Ziel unseres Wegs ergeben. Diese Hinwendung zum Ich, zur eigenen Persönlichkeit ist von einem notwendigen Maß an Egoismus geprägt. Eine neue und individuelle Position zu erarbeiten bedeutet auch, Verantwortung zu übernehmen und neue Erfahrungen zuzulassen, Unbekanntes zu verstehen und Bekanntes auf eine neue Weise zu begreifen.

Mein dreijähriger Abstecher in die internationale Adventure-Szene gegen Ende der 90er Jahre war dafür ein exzellentes Lernfeld. Gemischte Teams von fünf oder sechs hoch motivierten Freizeitsportlerinnen und -sportlern gingen bei einwöchigen Abenteuer-Wettkämpfen an den Start, um unter erst unmittelbar vor dem Start bekannt gegebenen Bedingungen eine Strecke durch zumeist tiefste Wildnis zurückzulegen. Die Schluchten konnten nicht tief genug sein, die Flüsse nicht reißend und die Bergetappen nicht hoch genug, um die Teilnehmer an ihre physischen und psychischen Grenzen zu bringen. Bei meinem ersten Wettkampf in Lesotho in Südafrika waren drei Mitglieder unseres fünfköpfigen Teams bereits nach 24 Stunden am Ende ihrer Kräfte. Unser vierter Mann und ich fanden danach glücklicherweise Anschluss an ein anderes Team, in dem ebenfalls schon große Lücken klafften.

Solche Wettbewerbe decken die Dynamik in einer Gruppe und die Teamfähigkeit der Teilnehmer gnadenlos auf. Jeder muss für sich stark sein und durchkommen, und doch wird es jedem Einzelnen nur gelingen, wenn er sich auf die anderen verlassen und diese wiederum unterstützen kann. Ohne ein extrem ausgeprägtes Ego sollte man bei diesen Abenteuerwettbewerben nicht starten – und als sturer Einzelgänger noch weniger.

Warum fällt es uns so schwer, Verantwortung für uns selbst zu übernehmen? Wenn es darum geht, für andere zu denken und zu handeln, werden die meisten erstaunlicherweise viel schneller aktiv. Warum jedoch scheitert der Mensch, unabhängig vom Grad seiner Bildung oder der gesellschaftlichen Stellung, so oft an sich selbst? Warum platzen so viele Träume, warum schwanken die Menschen oder geben ihre Ziele nach kurzer Zeit wieder auf? Eine Antwort lautet: weil sie lediglich versuchen, ihr Umfeld zu ändern und oft schon an den ersten Hürden scheitern. Das sind die Grenzen, die uns unser Wissen setzt, unser Körper, unser Geist. Natürlich ist es einfach, sich mit dem zufriedenzugeben, was uns leichtfällt. Ist es aber nicht gerade die Sehnsucht nach den Zielen, die uns so schwer erreichbar scheinen, die in uns immer wieder eine Unzufriedenheit auslöst? Unsere größtmögliche Zufriedenheit liegt niemals da, wo wir uns befinden, sondern immer bei den Zielen, die wir bisher noch nicht erreichen konnten.

»Auch die längste Reise beginnt mit dem ersten Schritt.« Dieses Zitat von Laotse macht uns zu Recht Mut. Doch unabhängig davon, was ich in meinem Leben verändern möchte, muss ich zunächst meinen Ausgangspunkt kennen. Wie sieht die Position aus, von der aus ich starten kann? Die Autoren dieses Buches helfen Ihnen dabei, Ihre persönlichen Parameter aufzustellen.

Angst vor Veränderungen – auch vor ersehnten – ist ein maßgebliches Hindernis. Schauen wir uns doch dieses Gefühl etwas genauer an. Angst ist ein wichtiges Regulativ in unserem Leben. Angst wird nicht angeboren; wir lernen, Angst zu haben. Dementsprechend kann man Angst auch wieder »verlernen«. Es ist möglich, sich selbst die Angst zu nehmen, sie zu besiegen.

Ihre persönliche Strategie

Bevor Sie den ersten Schritt machen, geht der Blick erst einmal nach innen. Sie wollen neue Türen öffnen und zu neuen Zielen gelangen – wunderbar. Die erste Aufgabe besteht darin, dass Sie sich mit Ihrer Angst beschäftigen: Vor welchen Türen sind Sie bisher immer umgekehrt?

Nehmen Sie sich ein bis zwei Stunden Zeit, vielleicht gleich nach dem frühen Aufstehen, wenn Sie absolute Ruhe umgibt – bis auf das Vogelzwitschern vielleicht. Sie brauchen ein Blatt Papier und Stifte in den Farben Blau, Grün und Rot. Unterteilen Sie das Blatt in drei Bereiche und schreiben Sie als Überschrift »Ab heute alles anders!« darüber.

Beantworten Sie dann folgende Fragen:

1. Wovor habe ich Angst?
2. Habe ich einen persönlichen Lösungsansatz?

3. Kann ich mir vorstellen, wer oder was diese Angst ausschalten könnte?

Gehen Sie sorgfältig die verschiedenen Bereiche Ihres Lebens durch: Arbeit, Familie, Gesundheit, Alter, Kinder, Freunde, Krankheit, Wünsche, Zukunft. Die Zeit wird schnell vorbei sein, und ein DIN-A3-Blatt dürfte deutlich besser geeignet sein als ein zu kleines A4-Blatt. Schreiben Sie mit dem blauen Stift. Danach markieren Sie die Themen, für die Sie eine Lösung sehen, mit einem grünen Punkt. Bereiche ohne Lösungsansatz erhalten einen roten Punkt.

In diesem ersten Anlauf geht es nicht darum, möglichst viele Problemlösungen parat zu haben. Ziel ist zunächst nur Ihre persönliche »Ampel« mit grünen und roten Punkten. Tauchen Sie dazu in Ihre emotionale Welt ein und halten Sie nüchtern fest, was Ihnen Angst macht. Mit Angst blockieren wir manchmal ganze Bereiche unseres Lebens und vernachlässigen dadurch große Entwicklungspotenziale. Um den Wunsch nach Veränderung umsetzen zu können, müssen Sie sich mit diesen Bereichen befassen. Machen Sie eine Bestandsaufnahme – mehr ist es zunächst nicht. Gehen Sie den ersten Schritt.

Was auch immer Sie in Ihrem Leben erreichen wollen, wird immer wieder von den gleichen Faktoren abhängig sein. Nehmen Sie sich die Angst, und übernehmen Sie die Verantwortung für sich.

Mit diesem Buch wollen wir Sie auffordern, Ihre eigene Balance aus Arbeit und Leben zu kreieren. Sie sollen das Gleichgewicht zwischen allen Ihren Lebensbereichen herstellen, entscheidend dabei ist jedoch, dass Sie es sind, der die Prioritäten setzt. Wägen Sie ab, welches auch noch so kleine Modul in Ihrem Leben Ihre Balance wieder herstellt. Gehen Sie auf die Suche, »arrangieren« Sie persönliche Interessen, Beruf, Familie, Freunde, Berufung oder was sonst für Sie wichtig ist. Wenn Sie die Waagschalen auf gleiche Höhen gebracht haben, öffnen sich die Möglichkeiten. Sie werden neue Potenziale entdecken, die unter anderem Ihre emotionalen und sachlichen Beziehungen, Ihre Investitionen und Ihre Wahrnehmungen verändern und verbessern werden.

Entschließen Sie sich zur Veränderung! Denken Sie bei aller Motivation und allem Aufbruchsgeist daran, dass zwischen »zu früh« und »zu spät« immer nur ein Augenblick liegt. Warten Sie nicht darauf, dass die Dinge schon irgendwie besser werden. Hoffen Sie nicht auf Hilfe von außen. Fassen Sie den Entschluss, selbst dafür zu sorgen, dass sich einiges in Ihrem Leben ändert.

Glück gehabt? Oder gut gemacht?

Viele, die sich aufmachen, etwas zu ändern, sind enttäuscht darüber, wie lange es dauert, bis Ergebnisse zu sehen sind. Große Schritte vollziehen sich nicht in kurzer Zeit. Man muss eine ganze Weile der besagte »Egoist« sein, um etwas erreichen zu können. Mit diesem Buch können wir Ihnen allerdings helfen zu unterscheiden, was Ihnen als Basis für Ihre Weiterentwicklung nützlich sein kann, und was aus unserer Perspektive betrachtet sich schnell als Schall und Rauch herausstellt. Damit können Sie Dinge erreichen, die für Sie bislang in weiter Ferne lagen. An diesem Punkt werden Sie tiefe Zufriedenheit spüren, und Sie werden wissen, dass Sie sich Ihr Glück hart erarbeitet haben und darüber lächeln, wenn andere sagen: »Du hast Glück gehabt!«

Die stereotype Antwort auf die Frage, warum man sich nicht mehr bewegt und mehr aus sich macht, lautet: »Ich habe zu wenig Zeit.« Meistens ist an dieser Begründung auch etwas Wahres dran, und doch kann man sich damit nicht zufriedengeben. Jeder Mensch kann sich Zeit nehmen, um sich mehr zu bewegen, geistig und körperlich. *Ab heute alles anders!* heißt dieses Buch, und genau so lautet meine Antwort auf die naheliegende Frage: »Wann soll ich das denn machen?« Wenn Sie sich also überwinden können, zum Beispiel den Morgen für sich und Ihren Weg zu entdecken, dann ist es egal, ob Ihr Vorhaben zwischen sechs und acht Uhr oder zwischen fünf und sieben Uhr morgens stattfindet; vielleicht passt Ihnen auch der Zeitraum zwischen 17 und 19 Uhr besser. Lassen Sie sich nicht täuschen: Es wird zunächst schwer sein, sich überhaupt aufzuraffen, ob früh am Morgen oder spät am Abend. Die meisten von uns sind das nicht gewöhnt. Auch Sie werden sich für Ihren neu gestalteten Tag zunächst einen individuellen Rhythmus zulegen müssen. Vielleicht sitzen Sie zuerst bei einem Glas Wasser im Freien und lassen den Morgen auf sich wirken – nur einen kurzen Moment, ehe Sie wirklich aktiv werden. Sie werden beginnen, den Morgen als wertvoll und unverzichtbar kennen zu lernen, Stück für Stück. Gleiches gilt für den späten Abend: Ehe Sie fernsehen oder ein Buch lesen, setzen Sie sich vor die Tür und rekapitulieren den Tag. Doch erwarten Sie nichts, was Sie nicht auch wirklich selbst erfüllen könnten!

Ich habe mich entschieden, dass es die Morgenstunden meines Tages, zwischen sechs und acht Uhr, sein werden, die mein Leben verändern. *Six to eight* habe ich das für mich genannt. In dieser Zeit sind mein Körper und mein Geist wach genug, um zu begreifen, dass eine Veränderung beginnt. Die körperliche Anstrengung und der damit verbundene Fluss des Sauerstoffs helfen mir jeden Morgen, klare Gedanken fassen zu können. Der Tag beginnt mit Energie!

Six to eight findet mit der richtigen geistigen Haltung immer, 24 Stunden lang an jedem Tag, statt. In erster Linie geht es um die Inhalte, mit denen Sie ein bis zwei Stunden eines Tages füllen. Doch ich bin der Meinung, dass es mehr als eine Zeitfrage ist, wie Sie Ihren neuen Tag beginnen. Nicht umsonst hat Morgenstund »Gold im Mund« und fängt der »frühe Vogel den Wurm«. In den frühen Stunden, bevor das übliche Tagwerk beginnt, liegt ein hohes Potenzial. Meditation, Besinnung, Tai-Chi gehören in vielen Kulturen zu den Ritualen, mit denen ein Tag begonnen wird. Ich möchte Ihnen zeigen, dass es sich lohnt, früher aufzustehen.

Wenn Sie bereits Frühaufsteher sind, lohnt es sich vielleicht, den Tag doch etwas anders zu beginnen und zu planen. Wenn Sie diese Stunden aber zu einem anderen Zeitpunkt in Ihrem Tag unterbringen, können Sie natürlich genauso viel daraus machen. Nur das Frische, Jungfräuliche, Unverstellte der Zeit nach dem Aufwachen können Sie nicht simulieren.

Wollen wir uns auf den Morgen einigen? Und ich höre es sofort: »Das schaffe ich nicht!« Oh doch, Sie schaffen es, ich habe es auch geschafft! Das erste Mal morgens um sechs Uhr in einem Wald zu laufen, der friedlicher und ruhiger nicht hätte sein können, war für mich ein fast rauschhaftes Erlebnis. Wenn ich mich auf meine Expeditionen vorbereitet habe und wusste, dass ich den ganzen Tag nicht dazu kommen würde, mich zu besinnen, bin ich morgens auch schon mal um drei oder vier Uhr hinausgegangen, um mich für den Tag zu rüsten. Befürchten Sie, dass Ihnen der Schlaf fehlen wird? Das ist nur bedingt richtig. Wenn man seinem Körper so viel Gutes getan hat, dass er sich rundum wohl fühlt, wird er überraschend schnell auch mit weniger Schlaf auskommen, der dann zudem deutlich intensiver sein wird. Und spätestens an dieser Stelle ist die liebste aller Ausreden plötzlich null und nichtig, denn Zeitmangel kann nur durch Optimierung behoben werden. Da fast jeder, mit dem ich gesprochen habe, behauptet hat, seine zeitlichen Abläufe bereits optimiert zu haben, stellen wir fest, dass bei einem früheren Aufstehen in jedem Fall ein Zugewinn an Zeit zu erwarten ist. Und selbstverständlich ist dies eine Hürde, die jeden Tag aufs Neue zu nehmen ist.

Etwas tun, anstatt zu warten

Einige wichtige Menschen haben mir zur rechten Zeit zu mehr Reife, zu mehr Bewusstsein, zu mehr Ausstrahlung, zu mehr Selbstsicherheit und vor allem zu einem leistungsfähigen Körper verholfen – und zu einem Durchhaltevermögen, das es mir erlaubt, einen Weg zu gehen, den viele für unmöglich gehalten hatten. Doch neben all dem Fachwissen war auch immer eine klare Beziehung zu diesen Menschen eine der Grundlagen, die zu meinen Erfolgen geführt haben. Damit ist das Vertrauen in die Kompetenz und das Wissen anderer gemeint, aber auch das Vertrauen, sich ohne innere Gegenwehr den Vorschlägen auszuliefern und Ratschläge auch wirklich anzunehmen.

Erst spät habe ich erkannt, dass ich in zunehmendem Maße ganz bewusst den Kreis der Menschen in meinem Leben verkleinert oder auch vergrößert habe, die mir wirklich etwas bedeuten; Menschen, bei denen ich spüren konnte, dass Geben und Nehmen eine harmonische Balance halten, die es angenehm macht, miteinander umzugehen. Ich habe einmal ein passendes Sprichwort gelesen: »Die Menschen, die wir am meisten mögen, sind diejenigen, in deren Gegenwart wir uns selbst am besten fühlen.« Dieses Wohlfühlen basiert auf Vertrauen und vor allem auch auf dem dazugehörigen Austausch. Fragen sind wesentliche Bestandteile einer persönlichen Weiterentwicklung, und noch wichtiger sind die Antworten. Viele Menschen, die über umfangreiches Wissen verfügen, geben es gerne an diejenigen weiter, die ein klares und sichtbares Interesse signalisieren.

Ein Beispiel dafür ist die Begegnung, die ich mit dem ehemaligen Vorstandsvorsitzenden von *Volkswagen* hatte, Prof. Dr. Carl Hahn – eines meiner wichtigsten Erlebnisse überhaupt. Mit seinen damals fast 70 Jahren und seiner großen Lebenserfahrung schien er mir eine Art Quelle des Wissens zu sein. An einem Tag im Jahr 1995 – ich war noch ein kleiner Arbeiter – bat ich ihn, mich an seinem Wissen teilhaben zu lassen. Alle Kollegen haben damals offen oder hinter vorgehaltener Hand gelacht, als ich von meinem Plan erzählte, mir von wichtigen und erfahrenen Menschen Wissen und Rat zu erbitten, um auf meinem Lebensweg ein Stück weitergehen zu können. Heute lacht niemand mehr. Prof. Dr. Hahn schien zwar anfänglich überrascht, aber nach kurzer Zeit erkannte er mein ehrliches Interesse. Es entstand eine bis heute anhaltende »Freundschaft«, die mir viele Fenster in meinem Lebensraum öffnete. Durch diese Fenster konnte ich neue Ziele am Horizont erkennen. Prof. Dr. Hahn hat mich als Menschen gesehen, trotz aller Standesunterschiede. Viele weitere wissende und interessante Menschen haben seither meinen Weg gekreuzt.

Mit diesem Buch möchte ich Sie an meinem Erfolg und an meinen Erfahrungen teilhaben lassen. Ich möchte, dass auch Sie vom Wissen jener Menschen profitieren, die manches ein wenig anders sehen und die ein Stück meines Wegs geebnet haben. Die Kapitel des Buches sind so angeordnet, dass sie Ihre persönlichen Schritte von der Passivität zur Aktivität optimal begleiten. Wenn Sie mit Bewegung oder mit Sport beginnen wollen oder lange pausiert haben, gehen Sie einfach in der Reihenfolge der Kapitel vor, der Rest wird sich ergeben.

Sind Sie nicht allzu sportlich, dann lassen Sie sich vielleicht durch das ein oder andere Kapitel überzeugen, Bewegung als Motor fast jeder Entwicklung zu betrachten. Eines ist sicher: Viele Menschen erreichen in ihrem Leben nie die erhofften Ziele, und Depressionen und Unzufriedenheit finden in diesen unerfüllten Wünschen einen exzellenten Nährboden. Aktion und Aktivität heißt das Gegenmittel. Gehen Sie so oft wie möglich unter Menschen, bilden Sie sich bis zum Ende Ihrer Tage, verlieben Sie sich immer wieder aufs Neue (gerne immer in den gleichen Menschen!), bewegen Sie sich regelmäßig, um Ihren Körper jung zu halten, sagen Sie ja zu Ihren Ideen, auch wenn Sie Ihnen zunächst ein bisschen dumm und töricht erscheinen.

Ich wäre mit 35 Jahren niemals mit einem Tretroller von Sibirien aus über den Ural nach Europa gefahren, wenn ich nicht den Mut aufgebracht hätte, endlich meinen Kindheitstraum in Erfüllung gehen zu lassen. Ich war acht oder neun Jahre alt, mein Tretroller war damals das Tor zu meiner Kinderwelt, als ich eine ganz simple

Idee hatte: Wie verrückt müsste es sich wohl anfühlen, mitten im russischen Uralgebirge zu stehen, mit einem Fuß in Europa und dem anderen in Asien? Ich brauchte mehr als 25 Jahre, um mich zu einem Optimisten zu entwickeln und diesen Traum in Angriff zu nehmen. Hätte ich nicht so viel Zeit damit vergeudet zu überlegen, warum andere glücklicher sind, warum meine Welt nicht so vollkommen ist wie die der anderen – was hätte ich noch alles erleben können! Wir verschenken zu viel Zeit in unserem wundervollen, aber kurzen Leben. In meiner persönlichen Zitatesammlung finde ich einen Satz, der mir sehr klar diese Zeitvergeudung vor Augen geführt hat: »Wer sich Sorgen darüber macht, was seine Freunde wohl von ihm denken, der wäre erstaunt, wie selten sie dies tun!« Investiere ich also sinnvoll ein wenig Zeit, kann der Wandel ungehindert Einzug in mein Leben halten. Ich weiß genau, dass alle Optimisten dazu neigen, sich und ihre Fähigkeiten zu überschätzen. Aber der Optimist erwartet etwas vom Leben, und dies mit großer Überzeugung. Das gibt ihm die manchmal unerschöpflich wirkenden Energiereserven, die ihm ein Aufgeben, wie schwer die Situation auch sein mag, nicht erlauben! Optimismus mit positiven Gedanken lässt uns den Weg zu wirklichen Erfolgen gehen.

Wenn Sie es zulassen, können die folgenden Kapitel Ihren Weg nachhaltig beeinflussen.

Mein Expertenteam

Ein Mensch, der mich unglaublich oft mit seiner Art, ein gutes Leben vorzuleben, und mit seiner immer positiven Einstellung beeindruckt hat und der mir auf meinem Weg auch viel mitgegeben hat, von dem ich immer wieder zehre, ist *Andreas Heuchert*. Er spricht über ganz alltägliche Situationen, wie Menschen ihre Hoffnung, ihr Glück und auch ihr Selbstbewusstsein suchen und längst nicht immer finden. Er weiß, wie vergebliche Ziele und abgebrochene Visionen aussehen. Ehe man also seine Visionen wirklich aufgibt und seinen Versuch für gescheitert erklärt, sollte man seinen Beitrag lesen.

Alexander Steinbrenner, Doktor der Chiropraktik, wird Sie in das Thema Körperbalance einführen. Er gehört zu den wenigen Chiropraktoren, die es in Deutschland gibt, und hat mir in meiner Karriere in mehrfacher Hinsicht Glück gebracht: Zum einen habe ich mir eine Knieoperation erspart, und zum anderen konnte ich nach mehr als fünf Jahren wieder laufen. Richtig laufen! Auf viele meiner Fragen hat mir Alexander Steinbrenner Antworten gegeben, die ich gerne an Sie weitergebe. Und er beschreibt, was eigentlich der Unterschied ist zwischen einem Chiropraktiker und einem Chiropraktor.

Dr. Dirk Colla wird sich als Internist dem Aspekt der allgemeinen Sporttauglichkeit widmen. Wenn der Körper in Balance ist, wird es Zeit, nach innen zu blicken. Wann haben Sie zuletzt über Ihre Fitness nachgedacht? Wann waren Sie das letzte Mal bei der »Inspektion«? Wer wird öfter durchgecheckt – Sie oder Ihr Auto? Dirk Colla wird Ihnen einige Dinge erklären, für die sich Ihr Hausarzt möglicherweise keine Zeit nehmen kann. Haben Sie sich schon einmal überlegt, warum Hochleistungssportler oder aber auch Hochleistungsabenteurer wie ich regelmäßig und auch gerne öfter als einmal im Jahr zum Arzt gehen? Investieren Sie lieber jetzt, als später mit dem Mut der Verzweiflung zu restaurieren ...

Interessanterweise harmonieren der Chiropraktor und der Internist gerne und oft; es ist keineswegs ungewöhnlich, dass der Patient mit einem Herzproblem beim Chiropraktor landet, wenn zum Beispiel ein Brustwirbel einen unangenehmen Streich spielt. Ebenso funktioniert der Austausch auch andersherum.

Bleiben wir bei der Harmonie – mit wem arbeitet der Internist zusammen? In erster Linie mit dem Spezialisten für Ernährung. Wie habe ich es damals geschafft, über 40 Kilogramm abzunehmen? Hochglanzmagazine präsentieren uns oft nicht nur das Schönheitsideal, sondern versprechen uns mit immer neuen Diäten die Traumfigur. Was für eine Illusion! Weder Diäten noch Nahrungsergänzungspräparate und Diätdrinks sind auf Dauer erfolgreich oder wirklich gesund. Es ist nun einmal am besten, seine angefressenen Pfunde möglichst auch auf einem ähnlichen Weg wieder loszuwerden. Ungesund essen und nichts tun ergibt ein Plus, gesunde Ernährung und Aktivität ergibt ein Minus an Gewicht. *Dr. Ulrich Riess* sagt Ihnen, was Sie von den Ernährungsexperten lernen können.

Drängt es Sie nun nach Bewegung? Überstürzen Sie nichts, denn zu einem sorgenfreien, problemlosen Bewegen und Dahingleiten gehören Dehnfähigkeit und Kraft. Ihr Körper hat nicht automatisch die Flexibilität, die er braucht, um einer Über- oder Fehlbelastung oder Reizungen aus dem Weg zu gehen. Gleiches gilt für Ihre spezifische Kraft. Wo soll sie herkommen, wenn Sie Ihrem Körper nie bedarfsgerechtes Krafttraining geliefert haben? Wenn Sie das Kapitel von *Steffi Peters* gelesen haben, werden Sie mehr über den Bereich Flexibilität und Kraft wissen.

Nun sind Sie bereit, die ersten Schritte zu machen. Zwei Dinge möchte ich Ihnen noch mit auf den Weg geben. Erstens: Setzen Sie sich sorgfältig damit auseinander, mit welcher Sportart Sie beginnen und mit welchem Sportgerät Sie wirklich arbeiten möchten. Gibt es möglicherweise Gründe, nicht zu laufen? Ist Walken oder Nordic Walking wirklich effektiv, und wenn ja, wo erlernen Sie eigentlich die richtige Technik? Haben Sie jemals etwas von einem modernen »Erwachsenen-Tretroller« gehört? Auch bei diesen Fragen kann ich Ihnen nur raten, ruhig einmal eingefahrene Bahnen zu verlassen und die Scheu zu überwinden, etwas Neues auszuprobieren. Viele gute Anbieter ermöglichen Tests von Sportgeräten. (Und wenn Sie einmal gar nicht weiter wissen, www.abheutealles anders.de, treten Sie mit uns in Kontakt! Wir können Ihnen sicher sagen, wo Sie welches auch noch so außergewöhnliche Sportgerät finden oder was immer sonst Sie suchen.)

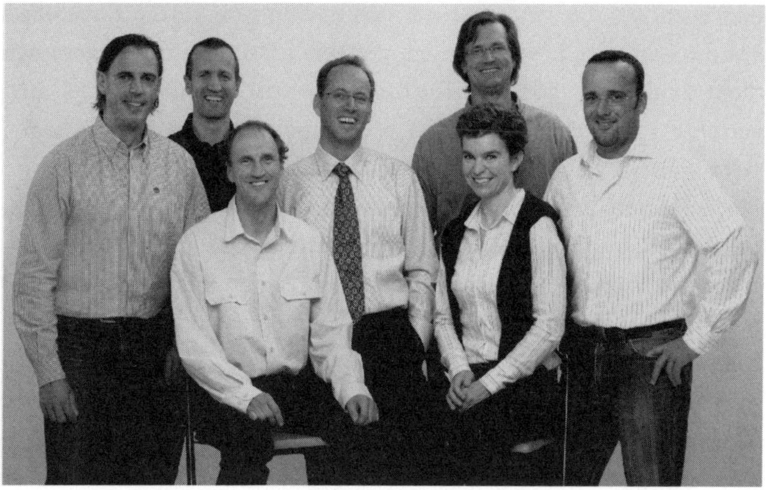

Zweitens: Wenn Sie nun wissen, wie und womit Sie Ihre Erfolgsgeschichte beginnen, bleiben zwei letzte Fragen. Wie schnell sollten Sie Ihre ersten Schritte tun, wie bauen Sie sich Ihr Training, Ihren Fortschritt kontinuierlich auf?

Unser Fachmann hierfür ist *Dr. André Albrecht*. Er verfügt über viele Referenzen, und er hilft mir schon 15 Jahre lang, eine Hochleistung, eine Herausforderung nach der anderen zu bewältigen. Er wird Ihnen verraten, was Ihr Herz sagt – oder was es vielleicht auch nicht sagt. Von Training nach Herzfrequenz haben Sie sicherlich schon gehört, vielleicht besitzen Sie auch schon einen Herzfrequenzmesser. Oder gehören Sie zu den Menschen, die behaupten, eine Leistungsdiagnostik oder ein Fitnesstest sei nur etwas für Profis und Leistungssportler? Aber wann, wenn nicht am Anfang einer Phase einer neuen Bewegung, ist es wichtig, alles richtig zu machen? Freuen Sie sich auf ein spannendes sechstes Kapitel.

So können Sie es wie so viele Menschen vor Ihnen schaffen, »von heute auf morgen« Ihr Leben zu ändern. Sie haben die Kontrolle über Ihren Körper und vor allem auch über Ihren Willen übernommen. Sie verstehen es, sich nach einem klaren Entschluss auf die Dinge zu konzentrieren, die Ihnen bis dato im Leben noch nicht gelungen sind. Ihre Konzentration ist auf dieses Ziel ausgerichtet. Sie sprechen darüber offen und mit jedem, der es hören oder vielleicht auch nicht hören will. Sie machen sich Pläne und Notizen und arbeiten jeden Tag an den so lange verborgenen Wünschen und Zielen. Ihr Denken, Ihr Handeln und Ihr Horizont verändern sich. Sie gewinnen von Tag zu Tag an Stärke und Selbstbewusstsein. Wie weit entfernt scheinen Ihnen plötzlich all Ihre Ausreden.

Aber was ist, wenn es trotz aller Vorbereitungen, trotz allen Wissens um jeden einzelnen Punkt, trotz Erfolgsausrichtung doch auf einmal zum überraschenden Zusammenbruch aller Vorhaben kommt? Gibt es dann einen Weg, der aus der dann ungleich schwierigeren Position herausführt? Wer kann dann noch helfen?

Wir sind uns sicher einig: Glück lässt sich definitiv planen. Erfolg, aber auch Misserfolg, Glück genauso wie Unglück, das Erreichen von Zielen wie das Scheitern, alles dies ist im Leben kein Zufall. Wir haben es in der Hand. Thomas Alva Edison hat es auf den Punkt gebracht: »Erfolg hat nur, wer etwas tut, während er auf den Erfolg wartet!«

Der erste Schritt in eine neue Normalität

Andreas Heuchert hat über einen damals über 30-jährigen Menschen, der den Plan hatte, mit Extremsport die Welt auf den Kopf zu stellen, keineswegs gesagt: »Was für ein Spinner!« Er begrüßte mich stattdessen mit den Worten: »Meinen allergrößten Respekt! Kann ich dich unterstützen?« Ich bin dankbar dafür, dass ich ihn zum richtigen Zeitpunkt treffen durfte. Das ist mittlerweile über anderthalb Jahrzehnte her, und wenn wir heute zusammensitzen, beschäftigt uns manchmal dieses unverschämte Glück, das wir beide haben. Aber ist Glück nicht häufig nur die Umschreibung für konsequente, lebendige und weitsichtige Arbeit? Ein anderer Ausdruck für Mut und Risiko?

Es ist allerdings keineswegs Glück, aufgedreht, immer freundlich und lachend durch die Welt zu laufen wie Andreas Heuchert. Es ist eine Einstellung, die man zum Leben hat oder eben auch nicht. Diese Grundhaltung ist die Basis für jede Art von Erfolg und die Basis für Visionen. Andreas Heuchert ist kein Mensch, der seiner Person durch anderweitige Dekorationen zur Geltung verhelfen muss. Er hat unzählige Menschen beeinflusst, ihr Leben zu verändern, indem er ihnen ein Stück Normalität als Lebensgrundlage zu vermitteln wusste. Fitness, Körperbalance, Bewusstsein kann man nicht in Sportstudios kaufen; doch es besteht eine erhöhte Chance, dort Menschen zu treffen, die das seltene Talent besitzen, anderen Menschen die Angst vor einem Schritt in eine »neue Normalität« zu nehmen.

Die nach wie vor schwerste Hürde auf dem Weg zum Glück ist, dass wir uns ständig selber im Weg stehen. Ein afrikanisches Sprichwort lautet: »Ein Mensch wird das, was er werden will.« Das gilt ohne Ausnahme auch für das Glücklichsein.

Das unbekannte Ziel (Andreas Heuchert)

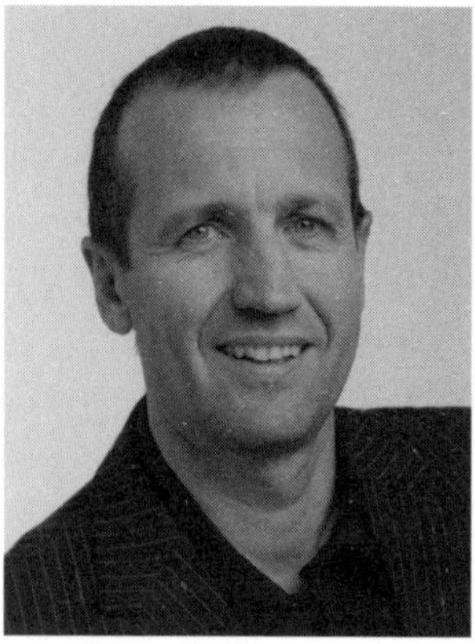

Sich das erste Mal die Sportschuhe anzuziehen heißt, seine Ziele anzupacken. Bei vielen von uns fangen jedoch damit die Schwierigkeiten gleich an: Was genau will ich erreichen, wenn es um meine Gesundheit geht?

Viele Menschen, die Fitness- und Gesundheitseinrichtungen besuchen, geben schon sehr bald wieder auf und begründen dies mit allen möglichen Ausreden und vorgeschobenen Halbwahrheiten. Als Betreiber einer Fitnessanlage kenne ich die Zahlen: Jährlich beendet im Schnitt nach Aussagen der Fitnessbranche die Hälfte aller Sportstudiobesucher ihre Mitgliedschaft. Viele, die den Einstieg in die Fitnesswelt schaffen, verlassen sie in den ersten drei Monaten auch bereits wieder. Nur die wenigsten erreichen ihre Ziele. Woran liegt das? Ist es wirklich so schwer, abzunehmen oder zweimal pro Woche ein präventives Rückentraining zu absolvieren? Offensichtlich ja!

Körperliches Training und Interesse an der eigenen Gesundheit haben mit Erfolg zu tun. Nun kann jeder Mensch diesen Begriff subjektiv beurteilen. Zu Beginn der Industrialisierung waren ein dicker Bauch und eine Zigarre Belege des persönlichen und beruflichen Erfolges. Niemand scherte sich um gesundheitliche Werte, geschweige denn um das äußere, sportliche Erscheinungsbild. Heute ist das anders. Der erfolgreiche Managertyp achtet auf seinen Körper und seine vitalen Werte, und schon lange ist bekannt, dass beruflicher Erfolg auch eng mit der körperlichen Leistungsfähigkeit zusammenhängt. Ich meine damit nicht die reine Kraft, sondern Werte wie schnellere Erholungszeit, bessere Ausdauer, einen wacheren Geist und andere Vorteile.

Wir wissen, dass sich die meisten Menschen zu wenig bewegen. Doch ein Muskel, der nicht bewegt wird, schwindet und kann seine Funktion nicht mehr optimal erfüllen. Um im eigenen Leben erfolgreich zu sein, ist es entscheidend, dass die uns gegebenen Basisleistungen genutzt werden können. Da wir uns zu einer Freizeitgesellschaft entwickelt haben, können wir heute auf die verschiedensten Freizeiteinrichtungen mit den unterschiedlichsten Sportangeboten zugreifen. Fast in jeder Stadt gibt es Tennisplätze, Fitnessanlagen mit verschiedenen Schwerpunkten, Bowlinganlagen/Kegelbahnen, Ski-Indoorhallen, Soccerparks, weitere Sportangebote und nicht zu vergessen all die traditionellen Angebote in den Vereinen.

Laut dem Deutschen Sportstudioverband gibt es derzeit circa 5 500 kommerzielle Fitnesseinrichtungen in Deutschland mit durchschnittlich 800 Mitgliedern. Über 4,5 Millionen Menschen absolvieren ein bis zwei Mal pro Woche ein zielgerichtetes Training, das sind etwas über 5 Prozent der Bevölkerung. Rechnet man alle Sportler hinzu, die in einem Sportverein organisiert sind oder in Eigenregie durch den Wald walken oder laufen, so kommen wir sicher auf 10 bis 15 Prozent der Bevölkerung, die in irgendeiner Weise sportlich aktiv sind.

Was wird gemeinhin mit dem Thema Fitness assoziiert? Oft sind damit oberflächliche Begriffe wie Kraft, Muskeln statt Hirn oder Zeitvergeudung verbunden.

Fitness bedeutet jedoch, alle vier konditionellen Eigenschaften – Kraft, Ausdauer, Flexibilität und Reaktionsfähigkeit – in einen

Zustand zu bringen und zu halten, um die alltäglichen Belastungen mit Bravour bestehen zu können. Es geht nicht darum, 40 Liegestützen am Stück zu schaffen, aber wenn Sie morgens vor lauter Rückenschmerzen nicht mehr oder kaum aus dem Bett kommen, sollten Sie einmal darüber nachdenken, was Sie bisher versäumt haben. Sie müssen nicht biegsam wie eine Turnerin aus der Olympiastaffel sein, aber eine gewisse Flexibilität verhindert eine Überdehnung, wenn Sie mit Ihrem Sohn oder Enkel ein wenig Fußball vor der Garage spielen. Sie brauchen auch keinen Herzschlag von 30 pro Minute – aber warum muss Ihr Herz auch während einer Entspannung 90- bis 100-mal schlagen? Schon die ersten Treppenstufen beim sonntäglichen Ausflug hinauf zur Burg werden da zum Überlebenskampf ...

Fit zu sein bedeutet vor allem, gewappnet zu sein gegen die alltäglichen Belastungen.

Was verstehen wir unter Erfolg?

Viele Menschen assoziieren mit dem Wort Erfolg Begriffe wie Geld, Reichtum, Macht, Besitztümer oder Bekanntheitsgrad. Ich behaupte dagegen, dass jeder Mensch erfolgreich ist, egal was er oder sie sich im Leben vornimmt. Im Wort Erfolg steckt »folgen« – man folgt dem, was man tut, denkt und unternimmt, unter Berücksichtigung der äußeren Bedingungen, die man nicht immer bestimmen kann. Erfolg ist das Resultat unseres Denkens, unserer Handlungen. Wollen Sie also im Erreichen Ihrer Ziele Erfolg haben, müssen Sie sich in Bewegung setzen. Tun ist das Zauberwort.

Bevor Sie mit dem Training beginnen, sollten Sie davon überzeugt sein, dass Sie es schaffen, Ihre Ziele zu erreichen, Ihre Wunschfigur, Ihre Gesundheitswerte, Ihre persönliche Fitness zu verändern. Nur wenn Sie die Vorteile einer guten körperlichen

Fitness kennen, können Sie einen eisernen Willen entwickeln. Es gibt eine Regel: Zum Erreichen eines Ziels sind 20 Prozent Technik nötig, das *Wie*, und 80 Prozent Motivation, das *Warum*. Die größte Antriebskraft ist die innere Motivation.

Über Motivation wurde schon sehr viel geschrieben; ich möchte hier nur einige Aspekte ansprechen. In dem Wort Motivation steckt das lateinische Wort *motus*, was Bewegung bedeutet. Vielleicht haben Sie sich schon einmal mithilfe eines Navigationssystems im Auto an ein Ziel bringen lassen, um dann festzustellen: Ich wollte da gar nicht hin. Unser ganzes Leben über fragen wir uns, wohin wir wollen, was wir machen wollen, wann wir starten wollen, mit wem wir unser Leben verbringen wollen und so weiter. Viele Menschen wissen nicht, wo sie in fünf Jahren stehen möchten – sie lassen es auf sich zukommen. Ich selbst möchte mich da gar nicht ausnehmen.

Jeder von uns kennt die innere Hürde, die auf dem Weg zur Veränderung zu nehmen ist, und doch hat jeder einen ganz individuellen Grad an innerem Antrieb. Pauschal lassen sich drei Typen von Motivation definieren.

Typ 1 – hat eine hohe innere Motivation und macht vieles freiwillig, ohne einen »inneren Schweinehund« überwinden zu müssen. Auf den Sport bezogen kann das bedeuten, dass er schon immer die Bewegung liebte, es mag, zu schwitzen, zu springen und körperliche Leistung zu erbringen. Ohne Probleme joggt er schon um sechs Uhr morgens durch den Wald, egal ob es schneit oder regnet. Die Gründe, sich nicht zu bewegen, reduzieren sich auf ein Minimum, und sich keine Zeit für den Sport zu nehmen, ist fast undenkbar. Auch die richtige Ernährung ist ihm wichtig, und aus ihm hätte vielleicht ein Leistungssportler werden können.

Typ 2 – hat eine weniger hohe Motivation das körperliche Training betreffend, ist sich der Notwendigkeit einer guten Fitness

bewusst und ist informiert und aufgeklärt. Dieser Typus braucht jedoch immer wieder mal eine kleine Motivationsspritze von außen, um eine regelmäßige Ausübung seiner sportlichen Tätigkeit durchzuhalten.

Typ 3 – hat einfach keine Lust, sich zu bewegen. Er ist mit einem Raucher zu vergleichen, dem die Folgen seines Tabakkonsums bewusst sind und der doch weiterraucht. Mit Informationen, wie sie beispielsweise auf den Zigarettenschachteln zu finden sind, wird bei ihm nichts erreicht.

Natürlich ist diese Einteilung nicht statisch, und die Übergänge sind fließend. Außerdem entwickelt sich jeder Mensch in seinem Leben weiter, was auch Auswirkungen auf die Motivation hat. Es gibt ehemalige Hochleistungssportler, die heute übergewichtig und rauchend durchs Leben gehen. Irgendetwas in ihrem Leben hat sich offensichtlich verändert. Aber es gibt auch den umgekehrten Fall: den ganz normalen Menschen, der einen Entschluss fasst.

Mir fiel einmal ein Besucher in einem Fitnessstudio auf, der sich ganz und gar einem einzigen Sportgerät verschrieben zu haben schien, dem *Versa Climber*, einem speziellen Gerät für Kletterbewegungen. Bis zu zehn Stunden am Stück malträtierte er die Maschine, und da er auch anderen Fitnesstreibenden auffiel, sprach ich ihn eines Tages an. Er erzählte mir, dass er auf einer Fitnessmesse einen bestimmten Rekord brechen wolle und deshalb so intensiv trainiere. Tatsächlich schaffte er es und kam damit sogar ins *Guinnessbuch der Rekorde*. Da ich mich für den Sinn oder Unsinn solcher Rekordjagden interessiere, vertieften sich unsere Gespräche, und wir begannen eine lange und fruchtbare Zusammenarbeit. Bei diesem Besucher handelte es sich um niemand anderen als um Joachim Franz – der zweifelsohne über eine sehr hohe innere Motivation verfügt!

Warum bewegen wir uns?

Schauen wir uns die Bedürfnispyramide (nach Abraham Maslow) an:

Ganz unten beginnt es mit den Grundbedürfnissen, danach kommen Anerkennung und Ansehen, darüber Profit, dann Sicherheit, Komfort und ganz am Schluss steht Freude.

Hinter jeder Handlung steckt ein Motiv; dieses Motiv herauszufinden, ist das Ziel bei der Gesundheitsvorsorge beziehungsweise bei der sportlichen Bewegung.

Schauen wir uns einmal unsere Grundbedürfnisse an. Jeder von uns ist froh und glücklich, wenn er die menschlichen Grundbedürfnisse, die elementaren Dinge im Leben ohne Schmerzen und ohne große Anstrengung stillen kann: essen, trinken, die Notdurft verrichten, schlafen. Sollte eines der Grundbedürfnisse nicht mehr befriedigt werden können, haben wir ein Problem. Und da wir das vermeiden möchten, beugen wir vor oder lassen uns behandeln. Die weiteren Bedürfnisse wie sexuelle Befriedigung, Anerkennung, soziale Kontakte bis hin zum Hinterlassen eines Vermächtnisses kommen in ganz unterschiedlichen Ausprägungen vor. Für den einen ist eine fehlende Anerkennung ein schmerzlicher Zustand, dem nächsten macht das nicht viel aus, ihn verletzt etwas anderes.

Drei entscheidende Triebfedern hängen eng mit der Befriedigung der Bedürfnisse zusammen: der Lustgewinn, die Freude und der Spaß am Erreichten, die Angst vor Schmerz, Verlust, vor Nachteilen oder einer Niederlage und die Orientierung an Werten.

Einerseits ist die Freude an der Bewegung als solche für viele Menschen Antrieb genug: die Freude, eine gute Figur zu bekommen, Gewicht zu verlieren, keine blutdruckstabilisierenden Mittel mehr einnehmen zu müssen, gemeinsam mit Freunden Sport zu treiben, trotz hohen Alters Leistung bringen zu können und die alltäglichen Belastungen besser bewältigen zu können. Es gibt viele weitere Glücksmomente, die durch ein Gesundheitstraining ausgelöst werden können. Wer solche Gefühle nicht entwickeln kann oder will, tut sich schwer, sich zu einem regelmäßigen Training aufzuraffen.

Andererseits ist für viele Menschen die Angst ausschlaggebend: Angst vor einem Herzinfarkt bringt so manchen dazu, Gewicht zu verlieren, die Angst vor Arbeitsplatzverlust bei verringerter Leistungsfähigkeit führt andere ins Fitnessstudio, und die Angst vor wiederkehrenden Rückenschmerzen lässt viele einen Wirbelsäulengymnastikkurs besuchen.

Vor geraumer Zeit führte ich ein Beratungsgespräch mit einem Manager der mittleren Ebene und stellte ihm die entscheidende Frage: »Was wollen Sie denn erreichen, wenn Sie an Ihr persönliches Fitnesstraining denken?«

Seine Antwort: »Ich sollte etwas für meinen Herz-Kreislauf-Bereich tun, meinte mein Arzt.«

Nach einer Routineuntersuchung beim Firmenarzt war eine allgemeine Schwäche der Herz-Kreislauf-Leistungsfähigkeit festgestellt worden, und die Herzkranzgefäße waren auch bereits in Mitleidenschaft gezogen. Hinzu kam, dass der Mann rauchte und übergewichtig war. Bei unserem Gespräch konnte ich schon an der Körpersprache erkennen, dass zwischen den verbal formulierten Zielen und der Gestik und Mimik keine Übereinstimmung bestand. Er unterschrieb zwar einen Mitgliedschaftsvertrag, um sein Gewissen zu beruhigen, doch in den folgenden zwölf Monaten besuchte er nur circa 25 Mal das Studio. Nach einem Jahr kündigte mein Kunde seine Mitgliedschaft – ein typischer Fall, der einen ebenso typischen Verlauf nahm, denn zwei Jahre später hatte ich den gleichen Herrn erneut zu Gast. Diesmal war er ziemlich kleinlaut, denn die schlichte Angst trieb ihn zu mir zurück. Er hatte inzwischen einen Infarkt erlitten und musste in seinem Beruf kürzertreten. Zudem hatte er auch erheblich an Gewicht zugenommen, und plötzlich nahm er sich die Zeit, mindestens zweimal die Woche ein 60-minütiges Herz-Kreislauf-Training zu absolvieren. Die Angst kann ein mächtiger Motivator sein.

Ein anderer Kunde sagte mir einmal ganz offen: »Andreas, ich hasse dein Fitnessstudio, ich hasse dieses Schwitzen, diesen Schmerz im Muskel, wenn ich mich bewegen muss – aber ich mache es dennoch, weil ich seither keine Rückenschmerzen mehr habe.« Dieser Kunde hat zwischen zwei Schmerzzuständen abgewogen. Er vermeidet den Rückenschmerz, der ihn voraussichtlich einmal zu einer ärztlichen Behandlung zwingen würde, und akzeptiert lieber die von ihm empfundenen Unannehmlichkeiten des Trainings.

Erstaunlicherweise unternehmen Menschen eher etwas, um Schmerzen zu vermeiden, als um Freude zu erlangen. Die Wahrscheinlichkeit, dass ein Raucher mit dem Rauchen aufhört, steigt proportional zu dem Leidenszustand, in dem er sich befindet. Dies kann durch den Tod eines ebenfalls rauchenden Freundes oder durch die Diagnose eines Arztes (»Sie haben da einen schwarzen Schatten auf der Lunge, rauchen Sie?«) hervorgerufen werden. Ähnlich verhält es sich mit präventivem Training: Den Nutzen und den Erfolg spürt der Mensch erst mit den Jahren.

Eine weitere Triebfeder sind persönliche Werte, Handlungsorientierungen, die in einer Gesellschaft allgemein als wünschenswert anerkannt sind. Hier spielen gerade ästhetische Werte eine große Rolle, zumal wir ständig mit den gesellschaftlich anerkannten Schönheitsidealen konfrontiert werden. Es ist bekannt, dass junge Menschen mit guten Figuren und einem auffälligen äußeren Erscheinungsbild größere Chancen im Berufsleben haben – der übergewichtige und rauchende Manager ist ein Relikt früherer Zeiten.

Ziele setzen

Unser Leben lässt sich grob in verschiedene Bereiche aufteilen:

- Freizeit
- Familie

- Beruf
- Finanzen
- Freunde, Bekannte
- Gesundheit
- Gesellschaft
- Haushalt
- Glauben/Überzeugung

In all diesen Bereichen setzen wir uns Ziele. Aber tun wir das wirklich? Es ist erschreckend, wie wenig sich viele Menschen mit dem Thema Ziele auseinandersetzen.

Wieso braucht man eigentlich Ziele? Ohne Ziele gibt es keinen Plan, und durch Ziele wird der Erfolg erst messbar. Klare Ziele schaffen Identifikation, man lernt sich einschätzen und Ideen zu entwickeln. Sie verändern das Selbstbewusstsein und zwingen uns, Dinge beim Namen zu nennen. Ohne Ziele werden wir uns nie aus unserer Komfortzone herausbewegen. Wer sich Ziele setzt, ist glücklicher und erfolgreicher, denn Ziele geben dem Handeln des Menschen eine Richtung und lenken Aufmerksamkeit auf die wichtigen, handlungsrelevanten Informationen. Das Erreichen eines Ziels und das Gefühl von Glück hängen eng zusammen. Dauerhaftes Glück kann es nicht geben, das widerspricht der Komplexität der Natur und des Menschen. Aber es gibt Momente des besonderen Glücks bei der Ausübung einer Tätigkeit – und das ist es, was uns letztendlich zufrieden macht. Einen Beruf zu haben, der mit einer hohen Wahrscheinlichkeit zu Glücksgefühlen führt, ist das Bestreben eines jeden. Wie viele Menschen sind aber in ihrem Beruf unglücklich? Wie viele Menschen sind nicht zufrieden mit sich selber, mit ihrer Figur, mit ihrer Fitness? Das alles beeinflusst unser Wohlgefühl enorm. Glück im Leben ist das Resultat eines Dreischritts: eine Aufgabe zu haben, sich auf sie zu konzentrieren und danach das Ziel zu erreichen.

Als Fitnessberater sind für mich die Fragen nach den Zielen die elementarsten, und ich möchte Ihnen diese Fragen auch stellen. Dabei ist zu beachten, dass jeder Lebensbereich die anderen Bereiche beeinflusst – einmal mehr, einmal weniger. Ein breites Kreuz ist nicht unbedingt ein Garant für beruflichen Erfolg, aber ein kaputter Rücken kann eine berufliche Karriere schnell negativ beeinflussen. Drei Stunden Sport täglich können eine Familie zerstören, da für das gemeinsame Leben keine Zeit mehr übrig bleibt.

- Was genau wollen Sie erreichen?
- Warum wollen Sie abnehmen?
- Wie viel genau wollen Sie abnehmen?
- Wo?
- Wie lange versuchen Sie schon abzunehmen?
- Auf welche Weise haben Sie es schon versucht?
- Welche Erfolge hatten Sie dabei?
- Wann wollen Sie es erreichen?
- Warum wollen Sie es erreichen?
- Wer hilft Ihnen dabei?
- Wie lange denken Sie schon darüber nach?
- Warum haben Sie bisher noch nicht angefangen?
- Wer blockiert Sie, behindert Sie?
- Wo stehen Sie momentan in Bezug auf Ihr gestecktes Ziel?

Die meisten von uns planen jede Urlaubsreise besser und sorgfältiger als unsere eigenen Gesundheitsziele. Woran liegt das? Die Folgen einer mangelnden Beachtung und Pflege unseres Körpers spüren wir meist erst viele Jahre später. Dazu kommt noch, dass Menschen Gewohnheitstiere sind und bis zu einer bestimmten Grenze mit Schmerzen leben können. Außerdem gibt es Medikamente, die die ganze Angelegenheit noch verschleiern können.

Das Ziel, das Sie sich stecken, muss über drei Eigenschaften verfügen:

- Es muss klar und messbar sein. Wenn Sie nach München fahren wollen, reicht es nicht, Süddeutschland in das Navigationssystem einzugeben.
- Es muss erreichbar sein. Wollen Sie heute mit mir von München nach Moskau laufen? Dieses Vorhaben ist nicht realisierbar. Aber wenn ich Ihnen mitteile, dass wir drei Monate Zeit haben, um Moskau per pedes zu erreichen, würden Sie dann mit mir gehen? Vielleicht schon eher.
- Natürlich muss auch ein Motiv vorhanden sein. Warum will ich abnehmen? Warum will ich meine Rückenmuskeln aufbauen? Warum möchte ich meine Oberschenkel kräftigen?

Eine professionelle Beratung ist bei der Beantwortung dieser Fragen sehr wichtig. Suchen Sie sich einen Gesprächspartner, der Ihnen als Experte bei der Umsetzung zur Seite steht. Gute Gesundheitszentren gibt es inzwischen in jeder Stadt.

Negative Glaubenssätze

Glaubenssätze sind tief im Unterbewusstsein festgesetzte Erfahrungen und Werte, und mit der Zeit entsteht ein Erfahrungsgedächtnis, eine Landkarte des Anzustrebenden und des zu Vermeidenden. Welche Erfahrungswerte hat der Sportunterricht hinterlassen? Welche die Erlebnisse im Sportverein? Was haben Erfolge und Misserfolge im Unterbewusstsein bewirkt?

Eine Werbekampagne eines Fitnessstudios oder eine Motivation durch einen Freund kann uns möglicherweise bewegen, trotz einer negativen Erfahrung noch einmal Sport zu machen, doch ob diese Entscheidung Bestand hat, ist von der Energie des Unterbewusstseins abhängig. Und genau hier liegt der Grund, warum die meisten Versuche bereits in den ersten Wochen scheitern.

Welche negativen Glaubenssätze haben Sie? »Fitness bringt

doch eh nichts. Fitness ist nichts für mich. Ich habe nun mal Anlagen fürs Dicksein. Ich bekomme eh keine Muskeln …«

Ohne die innere Entscheidung, diese vermeintlichen Wahrheiten zu verändern, werden Sie Ihre Ziele nicht erreichen.

Eine Entscheidung treffen

Eine Umfrage hat es erst kürzlich wieder bestätigt: 64 Prozent der Frauen nehmen sich zum Jahreswechsel vor, abzunehmen, vergessen ihre Diät aber im neuen Jahr überraschend schnell. Jede zweite Frau ist fest entschlossen, im neuen Jahr Sport zu treiben – aber sie tut es nicht. Tröstlich für die Frauen: Es ist nicht erwiesen, dass Männer bei ihren Entschlüssen standhafter sind.

Treffen Sie mit sich selbst eine Vereinbarung und stehen sie dazu. Formulieren Sie Ihre Ziele unter Zuhilfenahme einer professionellen Beratung. Danach wird sich Ihre Überzeugung bereits in der Wortwahl zeigen: »Jetzt beginne ich, etwas für meine Gesundheit zu tun. Innerhalb von zwölf Monaten nehme ich drei Kilo ab.«

Bei bloßen Lippenbekenntnissen reichen die kleinsten Widerstände, und das zuvor mit Euphorie formulierte Ziel ist mit einem Schlag weggewischt – ein Zeichen dafür, dass die Entscheidung nicht aus Überzeugung getroffen wurde, was die unbedingte Voraussetzung für den erfolgreichen Beginn ist. Man kann den Menschen alles nehmen, doch niemals ihre innere Haltung: Formen Sie sie aktiv.

Für die weiteren Schritte brauchen Sie Mut. Lassen Sie sich bei der Planung und der strategischen Vorgehensweise helfen. Mit einem Spezialisten kann man seine Ziele besprechen und einen darauf abgestimmten Trainings- oder Ernährungsplan erstellen lassen.

Pflegen Sie Ihr positives Selbstbild. Es gibt eine Person in Ihrem Leben, mit der Sie sich in einem ständigen Dialog befinden: Sie selbst. Fragen Sie sich: Wie reden Sie von sich selbst? Wie stark motivieren Sie sich? Welche Meinung haben Sie von sich? Entwickeln Sie Vertrauen zur eigenen Person und den eigenen Fähigkeiten. Am Anfang einer jeden Handlung steht immer das Vertrauen zu sich selbst – jeder Mensch verfügt über gigantische Ressourcen. Man muss sie nur wecken.

Visualisieren Sie Ihr Ziel!

Napoleon war der Meinung, Imagination regiere die Welt. Er hatte Recht, denn je häufiger ein Weg gedanklich beschritten wird, desto ausgeprägter der Pfad und desto zuverlässiger stellt sich ein bestimmtes Bündel aus Emotionen und Assoziationen ein. Erzeugen Sie möglichst viele positive Emotionen und stabilisieren sie diese durch Wiederholungen und eine aktive Beteiligung möglichst vieler Sinne. Gedanken, die keine Emotionen auslösen, sind für das Gehirn wertlos. Sie führen zu keiner wirklichen Handlungsaufforderung.

Machen Sie sich ein Bild von dem, was Sie erreichen wollen. Stellen Sie sich Ihre derzeitige Situation vor, Ihre Leistungsfähigkeit, Ihren Körper, Ihre Gesundheitswerte. Was schauen Sie sich an, wenn Sie Ihren Urlaub planen? Wahrscheinlich einen Reisekatalog mit vielen Bildern, der Sie dazu animiert, in Gedanken im weißen Sand mit Ihren Kindern zu spielen oder ins warme Wasser zu springen ... Gehen Sie doch einfach genau so vor, wenn Sie Ihre Fitness planen. Stellen Sie sich vor, dass Sie anerkennende Blicke am Strand zugeworfen bekommen. Jeder Mensch sucht Anerkennung und Beachtung – daran ist nichts auszusetzen. Beschäftigen Sie sich mit Ihrem Gefühl, fragen Sie sich, was Gesundheit wirklich für bedeutet. Schreiben Sie Ihre Gedanken und Assoziationen auf.

Wenn Sie abnehmen möchten, könnte eine solche Auseinandersetzung wie folgt aussehen:

- Warum wollen Sie abnehmen? Schreiben Sie die Gründe auf. Stellen Sie sich Ihre derzeitige Figur vor, und lassen Sie dieses Gefühl auf sich wirken.
- Wie viel wollen Sie abnehmen? Fünf Kilo? Nehmen Sie einen entsprechende Einkaufstüte in die Hand. Spüren Sie das Gewicht, und stellen Sie sie dann vor sich auf den Tisch. Schauen Sie sich an, was Sie gern verlieren wollen. Diese Menge »hängt« derzeit als Depotfett an Ihrem Körper.
- Wie wollen Sie aussehen? Suchen Sie Bilder aus Zeitschriften, die Ihren Vorstellungen entsprechen, schneiden Sie sie aus und erstellen Sie eine Collage.

Die Macht der eigenen Gedanken ist immens. Denken Sie nur an den französischen Schriftsteller Jules Verne und seine Zukunftsvisionen – wie viel davon ist heute Wirklichkeit. Je genauer Sie eine bildliche Vorstellung haben, umso höher ist die Wahrscheinlichkeit, dass Sie Ihr Ziel auch erreichen.

Eine junge Frau, die als Kundin zu mir kam, habe ich nie vergessen. In unserem Informationsgespräch knallte sie mir ein Bild auf den Tisch und sagte: »So will ich aussehen!« Ich musste ihr nur noch Trainingsempfehlungen für den Weg dorthin zeigen, und das Tempo, mit dem sie abzunehmen begann, ließ alle staunen. Ihr Idealbild hatte sie einer Frauenzeitschrift entnommen und gescannt, und das Exemplar, das sie mir auf den Tisch gelegt hatte, war nicht das einzige. Sie hatte das Foto überall platziert – am Spiegel in ihrem Bad, am Kühlschrank, im Auto, am Schreibtisch und in ihrem Geldbeutel. So hatte meine Kundin ihr Ziel permanent vor Augen. Nachdem sie ihre Wunschfigur erreicht hatte, verschwanden die Bilder, und noch heute trainiert sie mit Freude ein- bis zweimal die Woche und erfreut sich an ihrer »neuen« Figur.

Wenn Sie Ihr eigenes Bild geschaffen haben, ist der erste Schritt getan. Setzen Sie sich realistische Ziele! Wenden Sie sich an Experten, die Ihnen nach einem Gespräch, einer Bedarfsanalyse oder einem Fitness-Check Empfehlungen geben können. Unrealistische Ziele demotivieren und frustrieren. Seien Sie ehrlich zu sich selber, und fragen Sie sich, ob das Ziel auch wirklich Ihr eigenes ist oder Sie anderen damit einen Gefallen tun wollen. In diesem Fall ist die Wahrscheinlichkeit, dass das Vorhaben von Erfolg gekrönt sein wird, eher gering.

Jeder Mensch ist einmalig, und die Natur hat den Menschen mit verschiedenen Körperbautypen ausgestattet. Faktoren wie Größe, Körpermaße, Massenzusammensetzung (Fett- und Muskelfaseranteil) und Proportionen spielen für unser Aussehen eine entscheidende Rolle. Nach der allgemein akzeptierten Gestaltenlehre können wir unterscheiden zwischen Pyknikern (der untersetzte Typ), Leptosomen (der schlaksige Typ) und Athletikern (der kräftige Typ). Sie werden sich in einem dieser Typen wiederfinden – doch ändern können Sie diese Grundfaktoren nun mal nicht. Fangen Sie an, sich selbst zu akzeptieren und zu lieben – das ist die Grundlage für ein gesundes Leben. Nur in einem gesunden Körper lebt ein gesunder Geist, und nur ein gesunder Geist kann einen gesunden Körper fördern.

Der nächste Schritt ist die Verbalisierung: »Ich fange jetzt an!« Beeinflussen Sie sich selber mit Ihren Worten. Verwenden Sie die Ich-Form, sprechen Sie in der Gegenwart und versuchen Sie, Begeisterung und Engagement zu vermitteln.

Die strategische Planung

Nun haben Sie Ihr eigenes Ziel formuliert, niedergeschrieben und visualisiert. Machen Sie sich am besten gleich an die strategische Planung, bevor Ihnen wieder die ersten Zweifel kommen und sich alte Muster durchsetzen.

Acht Tipps, damit aus Träumen Realität wird

1. Motivieren Sie sich selbst!
2. Formulieren Sie Ihre Strategie positiv!
3. Seien Sie so konkret wie möglich.
4. Konzentrieren Sie sich auf Ihre Sinne.
5. Seien Sie unabhängig von anderen.
6. Fordern Sie sich heraus!
7. Stecken Sie einen zeitlichen Rahmen.
8. Fixieren Sie diesen Rahmen schriftlich.

»Ich habe keine Zeit« ist der Dauerbrenner unter den Ausreden. Wir haben täglich 24 Stunden zur Verfügung, davon schlafen wir im Schnitt acht Stunden und arbeiten acht bis zwölf Stunden an fünf Tagen. Es verbleiben also etwa vier bis acht Stunden täglich für alle weiteren Tätigkeiten. Jeden Tag! Das ist viel Zeit. Der deutsche Bürger sitzt täglich durchschnittlich drei Stunden vor dem Fernseher, 21 Stunden in der Woche. Gleichzeitig beklagen sich die meisten über Zeitmangel – dabei ist alles nur eine Frage der Prioritäten.

Zeitmanagement heißt, seine Zeit in allen Lebensbereichen sinnvoll einzuteilen. Wenn Sie sich einmal mit Ihren Prioritäten beschäftigen und Ihre Zeit neu und effektiver planen, schaffen Sie sich Raum für mehr Kreativität und reduzieren Ihren täglichen Stress. Ziele kann man viel besser erreichen, wenn man einen klaren Überblick über die verfügbare Zeit hat. Identifizieren Sie Ihre Zeitdiebe: Vermeiden Sie die »Aufschieberitis«, erledigen Sie kleine und auch unangenehme Dinge sofort, sonst sorgen sie für unnötigen Stress. Setzen Sie Prioritäten und delegieren Sie, wenn möglich, zeitintensive Aufgaben, um sich Freiräume zu schaffen.

Ich erinnere mich in diesem Zusammenhang an eine meiner Kundinnen, eine von Rückenschmerzen geplante Dame. Nach dem Beratungsgespräch begann sie das Training, nahm etwas ab, und durch eine Kombination aus ärztlicher Betreuung und einem gezielten Training der Rückenmuskulatur gingen ihre Schmerzen deutlich zurück. Nach einigen Monaten beantragte sie die Stilllegung ihrer Mitgliedschaft, da sie einen Bandscheibenvorfall erlitten habe. Folgendes war geschehen: Die Dame war alleinstehend und besaß einen großen Garten, den sie liebte und pflegte. Die Gartenarbeit hatte sie schon immer schon begeistert, aber eben auch zunehmend in Anspruch genommen. Für ihren Rücken war es zu viel, das war auch der Grund, warum sie zu uns gekommen war. Im Oktober hatte sie mit dem Training begonnen, ab April waren ihre Besuche wegen der Gartenarbeit weniger geworden, und im September war es dann zum Bandscheibenvorfall gekommen. Der Dame war die Arbeit einfach zu viel geworden; der Garten war zu groß, die zu schleppenden Säcke zu schwer. Ich empfahl ihr, den Garten zu verkleinern oder sich Hilfe für die schweren Arbeiten zu organisieren. Ihre Entscheidung war schnell getroffen: Der Garten blieb, aber mittlerweile stehen ihr Schüler und Studenten zur Seite. Sie hat das Training wieder aufgenommen und ist inzwischen wieder schmerzfrei.

Eigentlich war es ganz einfach: Sie hat ihre Prioritäten überdacht, geändert und entsprechend gehandelt.

Die Vorteile eines Trainingsplans

Als Neukunde in einem Fitnessstudio sollten Sie nach einer genauen Besprechung der Trainingsziele einen individuellen Trainingsplan erhalten, der Anamnese, Testergebnisse, Alter, körperliche Leistungsfähigkeit und die beabsichtigte Trainingshäufigkeit umfasst.

Die Vorteile liegen auf der Hand: Sie trainieren effektiver, gewinnen Zeit, erhalten einen Überblick mit einer besseren Kontrolle und haben weniger Stress. Ich bin überzeugt, dass Sie mit einer besseren Zeitplanung Ihre Ziele im Bereich Gesundheit und Fitness mit deutlich höherer Wahrscheinlichkeit erreichen.

Führen Sie einen Kalender, und tragen Sie Ihre Trainingstermine ein. Nehmen Sie den Tag als kleinste Einheit, um die Tagesabläufe in den Griff zu bekommen. Am besten planen Sie am Abend vorher; notieren Sie alle Aktivitäten, die Sie vorhaben. So bekommen Sie schnell einen Überblick über mögliche freie Zeiten. Erledigen Sie das Wichtigste zuerst, denn das gibt Ihnen ein gutes Gefühl. Viele Menschen verbringen viel Zeit mit unsinnigen, zeitfressenden Tätigkeiten, und für das Wesentliche bleibt nichts mehr übrig.

Für eine grobe Orientierung ordnen Sie die Aufgaben nach A-, B- und C-Priorität: Was ist wichtig, aber nicht dringend? Was ist dringend, aber nicht wichtig? Und was ist weder wichtig noch dringend?

Konzentrieren Sie sich auf die A-Aufgaben. Geben Sie B-Aufgaben ab und entrümpeln Sie die C-Aufgaben. So werden Sie viel Zeit gewinnen. Noch einige kleine Tipps:

- Muten Sie sich nicht zu viel zu! Manche Neukunden wollen in ihrer ersten Euphorie gleich vier bis fünf Mal pro Woche trainieren. Sie überfordern und verzetteln sich nur und hören bald wieder auf.
- Vereinfachen Sie Ihre Aufgaben. Kompromisse einzugehen, hilft Stress und Schmerzen zu vermeiden.
- Teilen Sie schwierige Aufgaben in kleine Schritte auf, und versuchen Sie nicht, alles auf einmal machen wollen.
- Legen Sie die Reihenfolge fest, in der Sie Ihre Aufgaben lösen wollen. Denken Sie bitte dabei an die Prioritäten. Beginnen Sie nicht mit C-Aufgaben, sonst fehlt Ihnen irgendwann die Zeit, die »verschwendet« wurde.
- Fixieren Sie Ihre Termine. Das ist sicher nicht immer möglich, aber setzen Sie sich auch hier Ziele. Kalkulieren Sie den Zeitbedarf, und eliminieren Sie Zeitdiebe.

- *Gut* ist in manchen Situationen besser als *perfekt* – vergessen Sie das Streben nach Perfektion.

Der nächste strategische Schritt besteht aus drei Buchstaben: T U N. Legen Sie los!

Jetzt müssen eine ganze Menge »W-Fragen« von Ihnen beantwortet werden:

- Was genau will ich erreichen?
- Wer kann mir helfen?
- Wer ist wichtig dabei?
- Wer könnte mich dabei stören?
- Welche Mittel kann ich einsetzen?

Eine gute Beratung

Wenn Sie lernen wollen, dann gehen Sie zu einem Profi – warum das Rad neu erfinden, wenn andere Ihnen die Fragen einfach beantworten können. Mit einem Berater an Ihrer Seite können Sie unter Berücksichtigung aller Faktoren eine erfolgversprechende Strategie entwickeln und durchführen; der Berater kann während Ihrer Trainingszeit als externer Motivator fungieren.

Ein von mir betreuter Geschäftsmann bat mich um regelmäßiges Überprüfen seiner Trainingshäufigkeit und seiner Erfolge. Das ging sogar so weit, dass ich ihn in seinem Büro oder zu Hause anrief, um ihn an sein Training zu erinnern. Er hatte sich diesen direkten Eingriff in seine Privatsphäre explizit gewünscht, und der Erfolg gab uns beiden Recht, denn 21 Kilo weniger und stark verbesserte Gesundheitswerte sprachen eine klare Sprache. Er hatte nicht nur einen Berater, sondern auch einen externen Motivator, der ihn immer wieder an seine eigenen Ziele erinnerte. Und wir alle brauchen immer wieder einen kleinen Schubs.

Keine Angst vor Misserfolg

Erfolgreich zu sein bedeutet, einmal mehr aufzustehen als man hingefallen ist. Kein Lebensweg kann nur von Glück und Erfolg gekrönt sein, Rückschläge gehören dazu. Das werden Sie auch beim Fitnesstraining oder beim Abnehmen erleben. Anfangs verzeichnen Sie überraschende Erfolge, und plötzlich stagniert alles. Sie trainieren, nichts verändert sich sichtbar – und Sie sind frustriert. Der innere Schweinehund macht sich wieder bemerkbar, und Sie erfinden wieder Ausreden.

Niederlagen gehören zum Leben – und zum Training – wie die Erfolge und der Fortschritt selber. Nach der ältesten chinesischen Philosophie Yin und Yang kann ein Zustand alleine nicht existieren. Wenn es einen Verkäufer gibt, dann gibt es auch einen Käufer, wenn es einen Berg gibt, gibt es auch ein Tal, wenn es das Helle gibt, gibt es auch das Dunkle. Beide Seiten stehen in einer festen Beziehung zueinander. Zu wissen, dass es Niederlagen im Leben gibt, bedeutet zu wissen, dass es auch Erfolge gibt. Das Wissen alleine gibt Kraft und Zuversicht. In jeder Niederlage eine Chance zu sehen, ist die beste Möglichkeit, mit viel Mut und Begeisterung voranzuschreiten. Nehmen Sie die Probleme, die auftreten werden, und finden Sie eine Lösung dafür.

Ein Kunde zeigte mir kürzlich ein Attest, worin der Arzt ihm aufgrund einer leichten Verletzung seines Sprunggelenkes ein absolutes Sportverbot ausgesprochen hatte. Dass der Fuß geschont werden musste, stand außer Zweifel. Aber warum ein Sportverbot? Tausende von Bewegungen sind möglich, ohne einen Fuß zu belasten. Das Training wird leicht verändert fortgeführt, die bisherigen Erfolge bleiben erhalten, und die Heilung kann durch einen optimalen Stoffwechsel sogar beschleunigt werden. Schließlich erkannte der Kunde selbst, dass er letztendlich doch nur einen Grund gesucht hatte, um aufhören zu können. Wir veränderten seinen Trainingsplan, und er konnte wieder loslegen. Durch die leichte Behinderung musste er nun neue Übungen ausführen und »ruhigere« Kursprogramme besuchen. Dies freute ihn umso mehr, da er seinen Erfahrungsschatz erweitern konnte. Geben Sie nicht auf!

Freunde, Bekannte und Verwandte

Bei jedem Gespräch mit einem Fitnesswilligen ist eine Frage für mich ganz entscheidend: Welche Unterstützung erfährt er durch sein soziales Umfeld? Ich frage neue Besucher immer nach ihrer Familie und nach Freunden. Hat er sie über seine Ziele unterrichtet, wollen sie ihm dabei helfen?

Im Gespräch mit einer türkischen Kundin, die zum Abnehmen zu uns kommen wollte, zeigte es sich, dass es die Familie zu überzeugen galt. Ich lud alle zu einem Informationsgespräch ein und zeigte ihnen allen das Studio und die Möglichkeiten. Dem Ehemann erklärte ich die Wünsche seiner Frau, und inzwischen trainieren beide bei mir, er freilich nicht ganz so regelmäßig wie seine Frau. Sie selbst hat über 22 Kilo verloren und ist glücklich, ihr Training fortsetzen zu können.

Weihen Sie unbedingt andere Menschen in Ihre Ziele ein. Sagen Sie, was Sie erreichen wollen und dass Sie Unterstützung benötigen, denn das Training ist alleine schon anstrengend genug, Sie sollten nicht auch noch zu Hause gegen Widerstände kämpfen müssen. Unmittelbare Verwandte und gute Freunde dienen auch als externe Motivatoren und Unterstützer, da sie die Fortschritte am besten beurteilen und sie Ihnen rückmelden können. Vielleicht gewinnen Sie dabei sogar Mitstreiter, die den gleichen Weg gehen wollen. Zu zweit oder gar zu dritt zu trainieren mach deutlich mehr Spaß, und lustlose Phasen kann man besser überstehen. Man begibt sich aber auch in eine Art Abhängigkeit: Hat meine Freundin keine Zeit für das Training, gehe ich auch nicht ...

Umgeben Sie sich mit den für Sie richtigen Menschen, die ähnliche Ziele haben. Gehen Sie in eine Gruppe von Gleichgesinnten, wenn Sie abnehmen wollen, denn dort sitzen Menschen mit den gleichen Problemen und Zielen. Hier finden Sie Unterstützung und Hilfe, und dies ist ganz entscheidend für Ihre Zukunft.

Verpflichten Sie sich selber!

Sicher haben Sie sich in Ihrem Leben schon viele Ziele gesetzt und dennoch nicht erreicht. Das ist menschlich. Aber erinnern Sie sich doch noch einmal an die beiden wichtigen Faktoren der Motivation: Freude und Lust gewinnen und Schmerz vermeiden. Die Freude ist groß, wenn Ihre gesundheitlichen Werte nach langem Training endlich wieder im grünen Bereich sind. Vielleicht ist Ihr biologisches Alter auch niedriger als das kalendarische. Als wir eine Studie mit circa 250 Teilnehmern zum Thema »Testen Sie Ihr biologisches Alter« durchführten, waren die Daten für viele erschreckend, da die meisten ein biologisches Alter hatten, das weit über dem tatsächlichen lag. Meist lagen die Gründe dafür in einem ungesunden Lebensstil mit wenig Bewegung und Stress. Diese Kombination gilt gemeinhin als die Hauptursache für degenerative Herz-Kreislauf-Erkrankungen bis hin zu frühzeitigem Tod. Dabei liegt die durchschnittliche Lebenserwartung nach neuesten Zahlen für einen Mann bei circa 75,9 Jahren, für die Frau bei 81,3 Jahren.

Nach einem halben Jahr mit regelmäßigem Sport wiederholten wir den Test, und bei einigen Probanden hatte sich das Verhältnis zwischen biologischem und kalendarischem Alter bereits deutlich zu ihren Gunsten verschoben. Die Faktoren dafür klingen nicht sonderlich spektakulär: Die Teilnehmer hatten lediglich ihre allgemeinen Lebensgewohnheiten verändert, das Rauchen eingestellt, weniger Alkohol getrunken, die Stressbelastungen reduziert, die

Ernährung umgestellt und viel Sport getrieben. Ein Proband hatte während der Studie eine Vereinbarung mit seiner Familie getroffen. Sollte er das halbe Jahr nicht durchhalten, würde er jedem Familienmitglied einen bestimmten Betrag zahlen. Das schien für ihn eine besonders harte Strafe zu sein, und diese »Angst« hatte ihn so sehr getrieben, dass er die Studie mit einem für ihn positiven Ergebnis abschloss.

Mein Tipp: Treffen Sie mit sich selber eine Vereinbarung. Und feiern Sie, wenn Sie Ihr Ziel erreicht haben!

Körperbalance

Nachdem ich mit dem Laufen und bald danach mit Triathlon, also Schwimmen, Radfahren und Laufen als gemeinsamer Disziplin, begonnen hatte, kitzelte ich eine Zeit lang auch extreme Leistungen an Sportgeräten in Fitnessstudios aus mir heraus. Dabei wurde mein linkes Knie arg in Mitleidenschaft gezogen. Wegen des schon erwähnten Rekordversuchs, den ich auf alle Fälle erfolgreich absolvieren wollte, hatte ich mir Cortison spritzen lassen. Aus heutiger Sicht kann ich mich nur wundern, wie naiv ich damals war. Offenbar musste ich jeden Fehler erst einmal selber machen. Ich schaffte den Rekord – aber zu welchem Preis! Danach konnte ich nur noch unter Schmerzen laufen, was mich allerdings nicht hinderte, den einen oder anderen Ultralauf, Läufe über deutlich mehr als Marathondistanz und Läufe durch bergiges Gelände zu absolvieren, unter anderem im Sommer 1994 den berühmten und landschaftlich hinreißenden *Swiss Alpine Marathon* auf den Bergen rund um Davos. Ich hatte etwa 40 Kilometer der fast 70 Kilometer langen Strecke hinter mir und befand mich auf einem der berüchtigt steilen Anstiege, als mich das nur zu bekannte Stechen an der Außenseite meines linken Knies heimsuchte. Wie gewohnt versuchte ich, einfach weiterzumachen und den Schmerz zu ignorieren. Als ich dann jedoch auch noch auf einem der engen Trampelpfade an einer Baumwurzel hängenblieb und mir das Knie verdrehte, war es geschehen. Ich quälte mich zwar weiter, aber es war sinnlos. Helfer vom

Roten Kreuz brachten mich schließlich auf einer Trage und dann per Jeep nach Davos zurück.

Ich konnte nach dieser Verletzung mehrere Jahre lang nie weiter als zwei, drei Kilometer laufen. Stattdessen absolvierte ich nun einen Marathon von Arzt zu Arzt, von Hiobsbotschaft zu Hiobsbotschaft. Alle rieten mir, mit dem Sport aufzuhören, einige versprachen mir Hilfe durch eine Operation. Seltsamerweise konnte ich weiterhin mit dem Rad und meinem Sportroller fahren, wandern und sogar bergsteigen, nur eben nicht laufen. Also fand ich mich mit meinem Handicap ab und konzentrierte mich auf die Sportarten, die ich einigermaßen schmerzfrei ausüben konnte. Wenn jemand, so wie ich, den Sport in seinen extremsten Bereichen ausübt, muss er halt auch ein paar Schmerzen akzeptieren und wegstecken – dachte ich.

Erst viele Jahre später lernte ich einen Menschen kennen, mit dem sich bald ein Gespräch ergab, das über das übliche Austauschen von Meinungen hinausging. Er stellte sich als Chiropraktor vor und versuchte, mir den Unterschied zwischen seinesgleichen und Chiropraktikern zu erläutern. Für mich klang das alles zunächst sehr ähnlich, und ich erzählte ihm von meiner Odyssee durch die Praxen von Ärzten, Chiropraktikern, Chirurgen und Orthopäden. Der junge Mann, der vor mir stand, suchte gar nicht erst nach vermeintlichen Fehlern seiner Kollegen aus der medizinischen Zunft, sondern bot mir an, einmal einen Versuch zu machen, bei dem er die Sache gewissermaßen »von einer anderen Seite« angehen wolle. Besonders angetan war ich nicht von der Idee, aber ein weiterer Versuch konnte schließlich nicht schaden. Durch Alexander Steinbrenner, Doktor der Chiropraktik, habe ich erstmals eine Ahnung davon bekommen, was es heißt, seinen Körper und dessen Gleichgewicht, oder allgemeiner formuliert, die Themen Gesundheit und Krankheit wirklich »von einer anderen Seite« zu betrachten.

Das Wunderwerk Mensch (Alexander Steinbrenner)

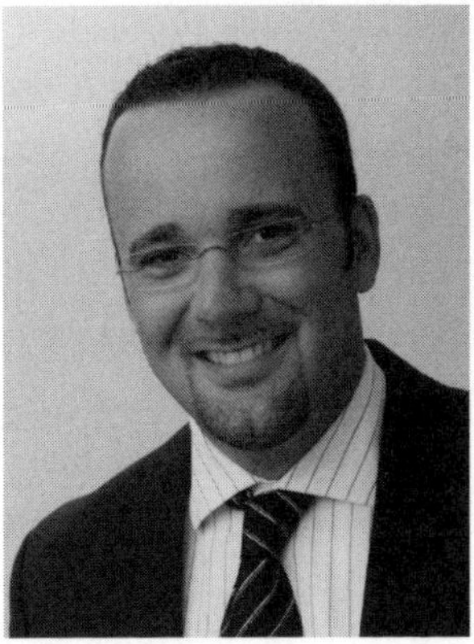

Der Mensch: An einem Tag schlägt sein Herz über 100 000-mal. Über 650 verschiedene Muskeln arbeiten an seinem Gerüst aus 206 einzelnen Knochen. Jedes einzelne Haar wächst pro Tag circa 0,35 Millimeter, insgesamt wachsen somit ungefähr 25 bis 30 Meter Haar am Körper, Tag für Tag. Der Mensch atmet 23 000-mal ein und aus und spricht im Schnitt 16 000 Wörter. Mensch zu sein bedeutet, dass 100 Billionen lebende Zellen tagein und tagaus ihren Tätigkeiten nachgehen. Ohne Übertreibung kann man den menschlichen Körper als ein Wunderwerk bezeichnen, ein Werk, in Millionen von Jahren zu einem einzigartigen System herangereift.

Dieses Wunderwerk arbeitet stabil und störungsfrei, wenn es durch einen reibungslos funktionierenden Bewegungsapparat unterstützt wird, das heißt: wenn die Körperbalance stimmt. So kann es eine optimale Leistung erbringen. Auch die Chance, verletzungsfrei zu bleiben, steigt um ein Vielfaches. Für Menschen, die ihren Körper permanent einsetzen, also Sportler der Kategorie Joachim Franz, gilt dies natürlich ganz besonders. Aber es gilt ebenso für jeden anderen, der sich bewegt – für uns alle.

Was verstehen wir unter Gesundheit?

Jeder Mensch hat eine eigene Vorstellung von Gesundheit, aber als allgemeiner Konsens können zwei Dinge gelten: Wir empfinden uns als gesund, wenn wir keine Schmerzen haben, und wenn wir uns wohl und fit fühlen. Was würden Sie beispielsweise antworten, wenn Sie jetzt, in diesem Moment mit dem Buch in der Hand, gefragt würden, ob Sie gesund sind? Die meisten Menschen antworten in einer solchen Situation unter dem Eindruck ihrer aktuellen Befindlichkeit. Doch funktioniert unser Körper wirklich so? Können wir unseren Zustand anhand eines Augenblicks festlegen, oder handelt es sich doch um einen komplexeren Sachverhalt?

Ein Beispiel: Sie waren gestern zu einem Einkaufsbummel in der Stadt, und wie immer haben Sie sich am Wochenmarkt ein Fischbrötchen gekauft und mit Hingabe verspeist. Gegen Abend dann die ersten Symptome: Unwohlsein, Übelkeit, leichtes Fieber. Den Rest der Nacht verbringen Sie mit Schüttelfrost zwischen Bett und WC. Was würden Sie sagen: Sind Sie krank oder gesund? Ich meine: gesund! Ist es nicht die gesündeste Reaktion der Welt und zugleich die wünschenswerteste, die Sie durchlebt haben? Ihr Körper versucht, alle Giftstoffe auf schnellstem Weg loszuwerden und außerdem mit der Erhöhung seiner Temperatur sämtliche Erreger zu vernichten, die ihm schaden könnten. Ihr aktuelles Befinden ist natürlich anders – selbstverständlich fühlen Sie sich krank.

Die Weltgesundheitsorganisation (WHO) definiert Gesundheit folgendermaßen: »Gesundheit ist ein Zustand völligen körperlichen, seelischen und sozialen Wohlbefindens und *nicht* nur das Freisein von Krankheit oder Gebrechen.« Positiv formuliert: Jeder von uns trägt die Möglichkeit in sich, ein Höchstmaß an physischer, mentaler und sozialer Gesundheit zu erreichen. Dieses Potenzial kann voll ausgeschöpft werden, wenn unser Körper gut funktioniert. Wenn wir dafür Sorge tragen, dass alle Teile und Komponenten harmonieren, haben wir die beste Chance auf ein Optimum an Wohlbefinden. Und genau so definiert der Chiropraktor Gesundheit: als Optimum an Wohlbefinden. Ein intaktes und störungsfreies Nervensystem ist neben ausgewogener Ernährung, richtigem sportlichen Training sowie einem gesicherten sozialen Umfeld die Grundlage eines funktionierenden Körpers.

Kontrollzentrum unseres Körpers: das Nervensystem

Das Nervensystem koordiniert und überwacht die Funktionen unseres Gewebes und von allen Organen, es ist verantwortlich für die Balance unserer Körperfunktion. Das beginnt beim simplen Niesen, wenn die Nase kitzelt, und reicht bis zu äußerst komplexen Steuerungsprozessen unseres Immunsystems, wenn es gilt, etwa das Eindringen von Krankheitserregern abzuwehren. Das Nervensystem ist somit auch verantwortlich für die erfolgreiche Anpassung an unsere wechselnden Umweltbedingungen. Verschiedene Komponenten bilden dabei eine funktionierende Einheit. Das Gehirn könnte als eine Art Zentralrechner unseres Körpers bezeichnet werden; hier werden alle Informationen verarbeitet und gesteuert. Das Rückenmark, die Verlängerung unseres Gehirns, wäre dann der Kabelbaum, über das die ein- und ausgehenden Informationen transportiert werden. Das Rückenmark liegt in unserer Wirbelsäule und wird von 24 frei beweglichen Wirbelkörpern geschützt. Die Nervenbahnen stellen die Verbindung zu jeder Zelle unseres Körpers her. Sie sind in ständiger Kommunikation mit der Umwelt und unserem Inneren, um nötige Reaktionen und Anpassungen zu gewährleisten. Sobald der Austausch von Daten gestört ist, kann unser Körper nicht mehr richtig funktionieren und wird angreifbar für Krankheiten.

Im Sport gilt das ganz besonders, da jede von uns gesteuerte Bewegung ein Zusammenspiel des gesamten Nervensystems darstellt. Wenn wir zum Beispiel beim Fußballspielen mit dem Ball aufs Tor zulaufen, entscheiden wir zwar in Bruchteilen von Sekunden bewusst über die Ecke, auf die wir schießen wollen, und ob wir mit dem Spann oder lieber dem Innenrist den Schuss ausführen. Die äußerst komplexen Reaktionen von Gewichtsverlagerung, Anspannung der Muskulatur, Halten des Gleichgewichts (Balance) sowie die Präzision des Schusses geschehen jedoch, ohne dass wir im Einzelnen darüber nachdenken müssen. Hierzu speichert unser Kleinhirn spezifische Fertigkeitsprogramme, deren Umfang vom Grad der Übung beziehungsweise der Trainingsintensität abhängt. Dies gilt für Fußball ebenso wie für Laufen oder Radfahren. Wir entscheiden, ob wir rechts, links oder gar über ein Hindernis hinweglaufen, wie schnell und koordiniert das jedoch geschieht, hängt davon ab, wie gut wir trainiert sind und wie fehlerfrei unser Großhirn, das Kleinhirn und die Nervenbahnen die gewünschten Informationen verarbeiten können, die sie den einzelnen Muskelgruppen schicken oder von ihnen erhalten.

Wie entsteht Krankheit?

Dr. Thomas Kroiss (Arzt und Präsident der österreichischen Gesellschaft für ganzheitliche Medizin) hat einmal gesagt: »Der Organismus kann von sich aus nichts anderes als gesund zu sein. Man muss daher aktiv etwas tun – oder unterlassen –, sodass er krank wird.«

Wieso erkranken während einer Grippewelle eigentlich nicht immer alle Mitglieder einer Familie? Manche Menschen scheinen immer gesund zu sein, während sich andere bei jeder Gelegenheit den Husten ihres Nachbarn einfangen. Die meisten Menschen vermuten, das liege an den Bakterien oder an den Viren. Das ist einerseits richtig, doch hätten diese Erreger tatsächlich eine Chance gehabt, wenn unser Immunsystem zu 100 Prozent funktionsfähig gewesen wäre? Hätte unser Körper sie dann vielleicht erfolgreich abwehren können?

Schon im 19. Jahrhundert beschäftigten sich der französische Physiologe Claude Bernard und der Chemiker Louis Pasteur mit diesem grundlegenden Thema. Bernard war der Überzeugung, es sei der Körper selbst, der die Krankheit erzeuge, während Pasteur dem Erreger oder Keim die Verantwortung zuschrieb. Pasteurs Theorie war es letztlich, die die schulmedizinische Denkweise prägte: Krankheit entsteht durch äußere Erreger, Bakterien oder Viren.

Der chiropraktische Ansatz ist an Bernards Denkweise angelehnt: Die Basis für unsere Gesundheit liegt in uns, nicht in unserer Umgebung. In den Worten von Claude Bernard: »Krankheit schwebt ständig über uns, ihr Samen wird vom Wind getragen, aber sie pflanzt sich nicht in die Umgebung, es sei denn, die Umgebung ist geeignet sie anzunehmen.«

Gesundheitsmedizin

Von Geburt an verfügt jeder Mensch über ein inneres Potenzial, das ihn dazu befähigt, das größtmögliche Maß an körperlichem, geistigem und sozialem Wohlbefinden zu erreichen. Der Schlüssel zur Gesundheit ist somit die Erhaltung unserer körperlichen Funktionsfähigkeit. Durch mangelhafte Bewegung, schlechte Ernährung, Stress oder Störungen des Nervensystems kann es zu erheblicher Beeinträchtigung kommen, sodass das individuelle Potenzial nicht vollständig in Anspruch genommen werden kann. Die Frage nach dem, was als krank oder als gesund anzusehen ist, verschiebt sich daher zu der Frage, ob es dieses »oder« überhaupt geben kann. Aus Gewohnheit bezeichnen sich die meisten von uns entweder als gesund oder als krank. Daher müssen zuerst Symptome oder eine ernsthafte Krankheit vorliegen, um überhaupt einen Arzt aufzusuchen. Für den Arzt wiederum sind die Symptome ausschlaggebend, um eine bestimmte Krankheit diagnostizieren und eine entsprechende Medikation verschreiben zu können.

Diese Denkweise einer »Krankheitsmedizin«, die sich darauf spezialisiert, Krankheiten zu kurieren und Symptome zu beseitigen, weicht immer mehr einer »Gesundheitsmedizin«, die es sich zur Aufgabe macht, Gesundheit und Lebensqualität zu erhalten und zu fördern. Thomas Edison hat es bereits vor hundert Jahren so formuliert: »Der Doktor der Zukunft wird keine Medikamente mehr geben, sondern er wird das Interesse seines Patienten auf die Pflege der menschlichen Struktur, die Ernährung und die Ursachen sowie Prävention von Krankheiten lenken.«

Anstelle des Konzepts von Entweder-Oder, krank oder gesund, würden wohl die meisten Chiropraktoren philosophisch eine ganzheitliche Denkweise stellen. Dr. Virgil V. Strang, D.C., beschreibt ein biologisches Spektrum, in dem sich das Wohlbefinden eines Menschen in einem ständigen Wechsel zwischen zwei Polen befindet. Vereinfacht dargestellt: Gesundheit auf der einen und pathologische Krankheit auf der anderen Seite. In der Regel bewegen sie die meisten Menschen zwischen den zwei Polen.

Auf einer Achse lässt sich das biologische Spektrum folgendermaßen darstellen:

(+)<--------1--------|---------2--------|--------3--------|--------4--------|-------5-------->(–)

vollständige Gesundheit — pathologische Krankheit

1. Optimales oder hohes Maß an Wohlbefinden
2. Wohlbefinden/Wellness
3. Stadium des Übergangs (sich entfernen von Wohlbefinden)
4. Erkrankung (subjektives Empfinden des Einzelnen)
5. Pathologie/Krankheit (objektive Symptome)

Diese Art der Denkweise ähnelt dem Konzept der *Salutogenese* (lat. *salus*, = Unverletztheit, Heil, Glück; griech. *Genese* = Entstehung) nach Antonovsky. Hier liegt die Fragestellung auf dem Aspekt »Warum bleiben Menschen gesund? Wie erholen sie sich von Erkrankungen, und was sind die Besonderheiten an Menschen, die trotz extremster Belastungen nicht krank werden?«

Mehr oder weniger gesund?

Wir müssen uns also dafür interessieren, an welchem Punkt der Skala sich ein Mensch zu einem bestimmten Zeitpunkt befindet und in welche Richtung er sich innerhalb dieses Spektrums bewegt. Die Frage nach krank oder gesund lautet dann: Wie entfernt oder wie nah ist eine Person von oder an den jeweiligen Endpunkten Krankheit und Gesundheit? Der individuelle Zustand eines Menschen hängt von einem Zusammenspiel sowohl äußerer als auch innerer Faktoren ab. Der Körper hat das Bestreben, seine verschiedenen physiologischen Funktionen trotz immer wechselnder Umwelteinflüsse konstant zu halten und sich seiner Umwelt optimal anzupassen (Homöostase). Dies kann mehr oder weniger erfolgreich erfolgen. Aaron Antonovsky bemerkt dazu: »Der Mensch ist nicht entweder gesund oder krank, sondern mehr oder weniger gesund oder krank.«

Daher kann ein Besuch bei einem entsprechenden Arzt gerade auch für einen gesunden Menschen sinnvoll sein, um mögliche Schwachstellen in seinem Körper rechtzeitig zu identifizieren, bevor langfristige Schädigungen überhaupt einsetzen. Noch wichtiger wird diese Art von Vorsorge, wenn jemand Sport treibt oder damit anfangen möchte. Eine Fehlstatik oder Muskeldysbalance im Fußgelenk kann das Gelenk anfällig dafür machen, umzuknicken. Warum will man auf so eine Verletzung warten, anstatt die Gelenke schon vorher auf ihre Funktion und Stabilität untersuchen zu lassen? Potenzielle Problempunkte des Bewegungsapparates lassen sich mittels der Chiropraktik oftmals frühzeitig identifizieren und korrigieren.

Zusammenfassend kann man sagen, dass das optimale Funktionieren unseres Körpers die Grundlage für ein Maximum an Wohlbefinden und Gesundheit ist. Aufgabe des Nervensystems ist es, die verschiedensten Funktionen unseres Körpers zu steuern. Mechanische Störungen, die zu einer Beeinträchtigung der Funktion des Nervensystems führen, bezeichnet der Chiropraktor als Subluxationskomplexe. Ihre Korrektur kann helfen, diese Störungen zu eliminieren und somit eine stabilere Köperbalance zu erreichen und maximales Gesundheitspotenzial freizusetzen. Chiropraktik hat es sich zur Aufgabe gemacht, diese Störungen im menschlichen Körper ausfindig zu machen, ihre Ursache zu ergründen und sie zu korrigieren. Das Tätigkeitsfeld eines Chiropraktoren geht weit über das hinaus, was man in Deutschland weithin unter Chiropraktik versteht.

Was ist Chiropraktik?

Das Wort *Chiropraktik* ist aus dem Altgriechischen abgeleitet und bedeutet schlicht »mit der Hand gemacht«. Die Wurzeln dieser Methode reichen weit zurück. So wissen wir, dass seit über tausend Jahren die Wirbelsäule als wichtiges Element für die Erhaltung der körperlichen Gesundheit betrachtet wird. Schon in Aufzeichnungen der alten Ägypter, Griechen und Hindus finden sich Berichte über Wirbelsäulenmanipulation. Wie auch die Medizin hat sich die Chiropraktik im Laufe der Zeit zu einer wissenschaftlichen und äußerst präzisen Heilkunst entwickelt.

Im Jahr 1895 etablierte der Amerikaner Daniel David Palmer in Davenport/Iowa die moderne Chiropraktik als einen eigenständigen Heilberuf und gründete zwei Jahre später das erste Lehrinstitut. Das *Palmer College of Chiropractic* existiert noch heute und ist die wohl bekannteste Hochschule für Chiropraktik. Mittlerweile ist die Chiropraktik in über 100 Jahren zum weltweit drittgrößten Heilberuf herangewachsen und nimmt nach der Schul- und Zahnmedizin eine immer wichtiger werdende Position zwischen Orthopädie, Neurologie und innerer Medizin ein.

Der Chiropraktor befasst sich intensiv mit den bereits erwähnten Funktionsstörungen des Muskel- und Gelenkapparates und den verbundenen Auswirkungen, die diese Störungen auf das Nervensystem und somit den allgemeinen Gesundheitszustand haben. Hierzu zählt sowohl die Diagnose und Behandlung bestimmter Beschwerdebilder sowie die Vorbeugung. Welche Auswirkungen solche Störungen des Nervensystems haben können, lässt sich an einem Beispiel verdeutlichen. Harvey Lillard gilt als der erste chiropraktische Patient. Lillard war der Hausmeister des Gebäudes, in dem Daniel David Palmer seine Praxis hatte, und seit mehreren Jahren nahezu taub. Im September 1895 berichtete er Palmer davon, wie er vor Jahren ein plötzliches Knacken in seiner Wirbelsäule vernommen hatte, als er in einer völlig verdrehten Haltung eine bestimmte Arbeit verrichten musste. Seit jenem Tag war sein Gehörsinn fast völlig verschwunden. Palmer erhielt von ihm die Erlaubnis, ihn zu untersuchen. Dabei ertastete er eine kleine Beule in Lillards Nacken, eine Fehlstellung der kleinen Wirbelkörper der Halswirbelsäule. Palmer folgerte, dass eine Rückführung des Gelenks in seine natürliche Stellung zu einer Verbesserung von Lillards Beschwerden führen müsste. Palmer korrigierte das Gelenk, und innerhalb weniger Tage regenerierte sich Lillards Gehörsinn. Was war es genau, was Palmer damals entdeckte und korrigierte? Er erfasste den Zusammenhang zwischen der Stellung der Wirbelkörper und dem delikaten Nervensystem. Seine Vermutung besagte, dass selbst die kleinste Fehlstellung eines Wirbels sich negativ auf die Funktion des Nervensystems auswirkt und eine Veränderung der Signale, die über die Nervenbahnen transportiert werden, zur Folge haben muss. Durch diese Beeinträchtigung seiner Funktionsfähigkeit verliert der Körper seine natürliche Balance und somit sein potenzielles Leistungsniveau. Verletzungs- und Krankheitsanfälligkeit sind ein mögliches Resultat.

Wenn ein Gelenk nicht richtig funktioniert

Bei einer solchen mechanischen Fehlfunktion oder einem Subluxationskomplex im chiropraktischen Sinne handelt es sich vereinfacht gesprochen um eine korrigierbare biomechanische Funktionsstörung eines Gelenks, zum Beispiel eines Facettengelenks der Wirbelsäule. Diese Fehlfunktion setzt sich in der Regel aus mehreren Einzelaspekten zusammen: Gelenkmechanik, Nervenfunktion, Muskelfunktion, Gewebeverletzungen, biochemischen Abnormalitäten.

Durch Fehlstellungen einzelner Facettengelenke können sowohl die Nervenbahn als auch die umliegenden Strukturen, etwa die Bandscheibe, empfindlich in ihrer Funktion beeinträchtigt werden. Die gezielte Korrektur und vor allem die Stabilisation eines solchen Komplexes setzt ein fundiertes Wissen in Biomechanik und Neurologie voraus und kann durchaus dazu führen, dass zum Beispiel das Becken geradegestellt werden muss, wenn als Symptom Nackenschmerzen auftreten – ohne stabiles Fundament kein stabiles Dach.

Wie kommt es zu Störungen von Gelenksfunktionen? Vor allem drei große Ursachenfelder sind zu nennen: mechanischer Stress (Verletzungen/Unfall), psychosozialer Stress (privater Stress/beruflicher Stress) oder biochemischer Stress (Medikamente/Giftstoffe/mangelhafte Ernährung).

Betrachten wir den mechanischen Stress genauer, der uns jederzeit bei der Arbeit oder beim Sport ereilen kann – über psychosozialen und biochemischen Stress wird in anderen Teilen des Buches ausführlich gesprochen.

Da nahezu jede Form von Sport eine mechanische Beanspruchung von Gelenken mit sich bringt, muss mechanischer Stress im Training und im Wettkampf als eine Hauptursache von Funktionsstörungen in diesen Bereichen angesehen werden. Das gilt auch für den Freizeitsport. Strukturelle Fehlhaltungen, muskuläre Dysbalancen und Gelenkfunktionsstörungen können auf Dauer zu erheblichen Schädigungen an Gelenken, Sehnen und Bandscheiben führen, und das schon lange, bevor wir es eigentlich bemerken. Diese Prozesse sind vergleichbar mit einer Inkubationszeit zum Beispiel durch einen Virus, an deren Ende Symptombildung und das Ausbrechen der Krankheit stehen. Eine schiefe Hüfte und ein daraus resultierendes funktionelles kurzes Bein können zum Beispiel zu einer einseitigen Belastung führen, die Knie, Hüftgelenk oder die unteren Bandscheiben nicht auf Dauer kompensieren können.

Spezifische Muskelgruppen erhöhen aufgrund der gestörten Körperbalance ihre Spannung (Hypertonus) und können an ihren verschiedenen Ansätzen Störungen oder weitere Symptome hervorrufen.

Eine wahre Geschichte

Ein 15-jähriger Junge ist leidenschaftlicher Judoka und geht drei bis vier Mal die Woche zum Training. Allem Anschein nach war sein Körper in bester Verfassung. Ein Judo-Turnier, an dem er teilnimmt, verläuft gut – bis zum letzten Wettkampf. Als er seinen Gegner besiegt hat, reißt er voller Freude die Arme in die Höhe, doch der Luftsprung bleibt aus. Es gelingt ihm nicht einmal aufzustehen. Die plötzlichen Schmerzen im Knie sind unerträglich, er schafft es gerade noch sich selbst aufzurichten. Was ist passiert? Er war nicht auf das Knie gefallen, das bis zu diesem Tag auch noch nie wehgetan hatte. Erschrocken humpelt der Junge von der Matte, nach ein paar Schritten scheint der Schmerz wieder nachzulassen. Doch schon beim leichten Beugen des Gelenks, um sich auf die Bank zu setzen, gibt das Knie erneut unter Schmerzen nach, und er sackt zusammen. Die folgenden Tage bringen keine Besserung, es bleibt also nur der Besuch beim Sportarzt. Nach einer fünfminütigen Untersuchung erfolgt die Diagnose: Kreuzband-, Innenband- und Meniskusschaden. Eine Operation ist unumgänglich. Auf die Frage des Jungen, was das für seinen Sport bedeutet, antwortet der Arzt: »Nach der Operation kannst du froh sein, wenn du je wieder vernünftig Fahrrad fahren kannst!«

Dieser Junge war ich, und für mich brach damals eine Welt zusammen. Ich verstand nicht, was geschehen war, hatte ich mir das Knie doch noch nie verletzt und auch am Tag des Wettkampfs nicht bewusst verdreht. Vollkommen ratlos und niedergeschlagen fuhr ich mit meiner Mutter nach Hause. Doch meine Eltern und ich wollten uns mit dieser Diagnose und der bevorstehenden Operation nicht abfinden. Meine Mutter war selber jahrelang von immer wiederkehrenden Rückenschmerzen geplagt, die Liste von Spritzen, Medikamenten und Kuren bis hin zur Arbeitsunfähigkeit war lang. Durch Zufall hatte sie dann von einem »Chiropraktik Zentrum« gehört, und nach den ersten Behandlungen fühlte sie sich schon um einiges besser. »Lass es uns doch mal versuchen!«, munterte sie mich auf. »Es tut auch gar nicht weh!« So kam ich zu meiner ersten chiropraktischen Behandlung, und dieser Besuch sollte für mich unvergessen bleiben. Ein junger Däne, der gerade sein Studium in den USA abgeschlossen hatte, betrat den Raum. Ich musste mich freimachen, und dann ließ er mich ein wenig im Behandlungszimmer auf und ab gehen. Nach kurzem Überlegen schaute er mich an und sagte: »Dein Problem ist nicht dein Knie!« Ich war konsterniert. Mein Knie tat an diesem Tag heftig weh, und allein das Laufen in der Praxis verursachte furchtbare Schmerzen. Doch der junge Therapeut blieb völlig gelassen und erklärte mir, dass ich zwar die Schmerzen im Knie habe, dort aber nicht die Ursache des Problems liege. Ich hätte ein schiefes Becken und ein blockiertes Sprunggelenk, so viel würde man allein schon am Gangbild erkennen. Der Beckenschiefstand könnte durch das häufige Fallen beim Judo entstanden sein, und in Verbindung mit der Blockade im Fuß würde dies zu einer fehlerhaften Gelenksfunktion im Knie führen, die wiederum eine Überbelastung der Bänder und des Meniskus im Knie zur Folge habe.

Ich kürze ab: Drei Wochen Behandlung korrigierten die komplexen Geschehnisse zwischen meinem Becken, den Knien und

Füßen und festigten die Gelenke, ich war symptom- und schmerzfrei, und nach drei weiteren Wochen Pause stand ich wieder im Judoanzug auf der Matte. Ich wurde bis heute nicht an meinem Knie operiert und habe auch keinerlei Einschränkungen zurückbehalten.

Fazit: Es bedarf des geschulten Auges eines Fachmanns, um solche Fehlstatiken beziehungsweise neurologischen Störfelder schon frühzeitig zu erkennen und effektiv zu korrigieren. Ein langfristig optimales Leistungsniveau ist die Folge. Aus diesem Grund sind präventive Voruntersuchungen und regelmäßige »Check-ups« eine Notwendigkeit für erfolgreiche Sportler – und für jeden, der mit ein wenig Sport beginnen möchte.

So lernte ich auch Joachim Franz kennen. Bei unserem ersten Gespräch erzählte er mir fast eine Stunde lang von unzähligen Verletzungen bis hin zu rätselhaften Fiebererkrankungen, die er sich im Urwald eingefangen hatte. Seinen Bericht schloss er mit dem Satz: »Und eigentlich habe ich erst mit 30 angefangen, Sport zu treiben.« Auf so eine Geschichte war ich nicht gefasst. Wie konnte ein Mensch ein scheinbar unbegrenztes Leistungsvermögen und eine nahezu grenzenlose Regenerationsfähigkeit besitzen? Einigermaßen perplex antwortete ich: »Und Sie sitzen heute allen Ernstes hier, weil Sie Knieschmerzen beim Laufen haben? Seien Sie doch froh, dass dieser Körper überhaupt noch funktioniert!« Doch letztlich hatte er das gleiche Problem, das auch mich – zufällig – in die Hände eines Chiropraktoren geführt hatte. Jetzt konnte ich ihm helfen. Joachim Franz lief noch im selben Jahr mehrere Marathondistanzen ohne Knieschmerzen.

Auf dem Weg zur Körperbalance

Schritt 1: Nehmen Sie ein Blatt Papier, und schreiben Sie Ihre Antworten auf die folgenden Fragen auf:

- Habe ich irgendwelche körperlichen Probleme (mit dem Rücken, den Knien oder Sonstiges)?
- Hält es mich davon ab, meinen Sport zu machen?
- Ist die Ursache dafür bekannt? (Zum Beispiel: Warum habe ich Arthrose nur im rechten Knie? Warum ist meine Bandscheibe letztlich kaputtgegangen?)
- Trage ich Einlagen oder eine Absatzerhöhung?
- Ist ein Bein tatsächlich kürzer als das andere? (Ihre Schneiderin weiß das vielleicht besser als Sie.)
- Bin ich in den letzten Monaten schwer gestürzt oder ausgerutscht?
- Wie ist meine allgemeine Beweglichkeit? (Fällt es Ihnen schwerer, sich beim Einparken nach rechts oder nach links zu drehen? Achten Sie einmal darauf.)
- Fanden Operationen statt?
- Notieren Sie die Besuche bei Orthopäden, Chiropraktikern, Chirurgen und so weiter …
- Haben Sie schon einmal eine Schmerzspritze bekommen oder nehmen Schmerzmittel ein? (Warum?/Wie häufig?/ Wie lange schon?/Werden die Abstände kürzer? Was ist die genaue Ursache dafür?)

Lassen Sie sich Zeit beim Schreiben. Beschäftigen Sie sich in Ruhe mit Ihrem Körper, und Sie werden sehen, wie schnell sich das Blatt vor Ihnen füllt.

Schritt 2: Investieren Sie am Anfang Ihres Wegs eine Stunde Zeit für eine ausführliche Beratung und eine umfangreiche

Untersuchung. Über die Deutsche Chiropraktoren Gesellschaft und über das Internet können Sie einen studierten Chiropraktoren in Ihrer Nähe finden. (www.chiropraktik.de).

Zu Beginn einer chiropraktischen Behandlung wird eine detaillierte Krankengeschichte (Anamnese) aufgenommen. Anschließend folgt die körperliche Untersuchung, wobei hauptsächlich das Muskel-, Skelett- und Nervensystem untersucht werden. Andere Organe wie Herz, Lunge und Verdauungsorgane können aber je nach Fall ebenfalls Gegenstand der Untersuchung sein. Auf diesem Wege können auch schon kleinste Funktionsstörungen von Gelenken sowie Störungen des Nervensystems festgestellt werden. Es folgt die jeweilige Diagnose, und eine ausführliche Aufklärung des Patienten über die Ursachen und den Ablauf eines möglichen Therapieplans (Häufigkeit und Dauer der Behandlung) schließt sich an.

Oft kann gleich mit einer Behandlung begonnen werden. Falls jedoch weitere Tests oder Röntgenaufnahmen nötig sind, um die Diagnose zu bestätigen, kann sich der Beginn der Behandlung um einige Tage verzögern.

Ein kleiner Einblick in die Neurologie

Die Korrektur eines chiropraktischen Subluxationskomplexes hat nichts mit »Einrenken« zu tun. Das ist vermutlich einer der größten Irrtümer, die mit der Chiropraktik in Verbindung gebracht werden. Ein »ausgerenktes« Gelenk stellt grundsätzlich eine schwerwiegende Verletzung zweier verbundener Knochen und ihrer Gelenkkapsel dar. Gerade im Bereich der Wirbelsäule handelt es sich hierbei um einen medizinischen Notfall, der oft Lähmungen und Ausfallerscheinungen zur Folge hat. Ein solches Ereignis muss zumeist neurochirurgisch behandelt werden. Die chiropraktische

»Justierung« (englisch: to adjust = fein einstellen) eines Gelenks geschieht hingegen durch eine schnelle, von Hand ausgeführte Bewegung, bei der das betroffene Gelenk zunächst unter Vorspannung gebracht und dann mit einem kurzen, sehr dosierten und äußerst gezielten Impuls bewegt wird. Hierdurch wird die normale Gelenkfunktion und Beweglichkeit wieder hergestellt. Mitunter wird dies von einem »Knacken« begleitet.

Auch dieses Geräusch wird von den meisten Menschen falsch interpretiert. Es handelt sich nicht um Knochen oder Bänder, die »hin und her springen«. Durch die Dehnung der Gelenkkapsel entsteht ein Unterdruck im Inneren, was zur Entstehung eines Gasbläschens führt, und dieses Bläschen erzeugt das einem Knacken ähnliche Geräusch. Dieser Vorgang ist völlig harmlos.

Eine Schutzfunktion des Körpers

Die Funktionsfähigkeit eines Gelenks, also sein normales Bewegungsspiel und die Stellung der Gelenkpartner zueinander, überwachen sogenannte Propriozeptoren. Unter Propriozeption versteht man die Eigenwahrnehmung des Körpers. Wenn wir beispielsweise unsere Augen geschlossen halten, haben wir immer noch einen sehr guten Eindruck von unserer Körperposition im Raum und von der Position unserer Arme und Hände. Dies wird möglich durch Sinneskörper in den Gelenken und Muskeln, die dem Gehirn, vor allem dem Kleinhirn, ständig Informationen über unsere Position im Raum geben. Solche Sensoren (Proprio-Rezeptoren oder kurz Propriozeptoren) sind auch entscheidend daran beteiligt, Verletzungen bei plötzlicher Belastungsänderung zu vermeiden. Das typische Umknicken im Sprunggelenk ist ein solches Beispiel. Bei gut funktionierenden Gelenksensoren erkennt der Körper sehr früh, dass das Gelenk umzuknicken beginnt. Ein Reflex spannt sofort die nötige Muskulatur an, die das Gelenk stabilisiert und eine Verletzung der Bänder des Fußes verhindert. Für genau einen solchen Fall ist ein störungsfreies Nervensystem notwendig, um die Signale ungehindert verarbeiten zu können. Etwas vereinfacht kann man sagen, dass eine chiropraktische Behandlung die Funktion dieser »Bewegungsfühler« im Gelenk verbessern und auf diesem Weg das Verletzungsrisiko deutlich minimieren kann.

Auch für das Einnehmen einer stabilen Körperhaltung spielt die propriozeptive Sinneswahrnehmung eine entscheidende Rolle. Durch gut trainierte Sensoren gelingt es dem Körper überhaupt erst, eine aufrechte Körperposition einzunehmen und längere Zeit aufrechtzuerhalten. Es genügt daher nicht, nur die Muskelkraft und die Dehnfähigkeit der stabilisierenden Rumpfmuskulatur zu trainieren, um automatisch eine gute Haltung einzunehmen. Vielmehr muss das Zusammenspiel der Muskeln und das eigene Körpergefühl für eine bestimmte Position geübt werden.

Ich erlebe nahezu täglich, wie selbst durchtrainierte Spitzensportler mit gut ausgebildeter Muskulatur in eine »Rundrückenhaltung« zusammensacken, wenn sie auf meinem Behandlungstisch Platz nehmen. Beobachten Sie einmal Ihre Familie und sich selbst beim nächsten Abendessen. Vermutlich hat jeder von uns den Ausruf »Sitz gerade!« schon einmal gehört oder sogar selber benutzt. Es jedoch auch wirklich zu tun, ist nicht immer einfach. Trainieren Sie sich und Ihre Haltung bewusst! Als einfaches Hilfsmittel eignet sich ein sogenannter Therapiekreisel – propriozeptives Training sollte ebenso wie ein Dehn- oder Kräftigungsprogramm regelmäßig durchgeführt werden; etwa fünf bis zehn Minuten genügen bereits, um eine deutliche Verbesserung zu erreichen. Ein weiterer neurologischer Aspekt ist die Überwachung von Funktionsstörungen und Strukturverletzungen eines Gelenks durch bestimmte Schadensmelder. Man bezeichnet sie als Nozizeptoren. Wird in einem betroffenen Gelenk eine Schadensmeldung (Nozizeption) ausgelöst, kommt es im Gehirn zu einer zentralen oder im Rückenmark zu einer segmentalen Verarbeitung dieser Schadensmeldung.

Die zentrale Verarbeitung hat zur Folge, dass wir Schmerzen empfinden. Dies geschieht allerdings nur dann, wenn der Reiz entsprechend groß ist, sonst können Schmerzen auch unbewusst bleiben.

Vergleichen wir unser Gehirn einmal mit einem Radio. Wir empfangen über eine ganz bestimmte Frequenz von einem bestimmten Sender Musik. So ähnlich sendet auch der Körper beispielsweise aus unserem Knie auf einem ganz bestimmten Weg seine Funktionssignale. Richtige Störungen, die zu Unterbrechungen der Musik führen, nehmen wir sofort wahr, ähnlich wie ausreichende Schmerzsignale von einem Gelenk. Dieser Vorgang wäre mit der »zentralen Verarbeitung« im Gehirn vergleichbar.

Die segmentale Verarbeitung wäre beispielsweise mit einem kaum wahrzunehmenden Rauschen im Hintergrund zu vergleichen. Zwar hören wir die Musik noch ohne Probleme, jedoch existiert bereits eine kleine Störung. Eine »Feineinstellung« kann hier helfen.

Unser Körper kann eine Schadensmeldung also auch segmental verarbeiten, ohne die Wahrnehmung von Schmerz. Segmental bezeichnet in diesem Fall den Level der Wirbelsäule (zum Beispiel den zweiten bis vierten Lendenwirbel oder den sechsten Halswirbel), an dem die Nervenbahnen der entsprechenden Region oder des Körperteils entspringen. Diese segmentale Reaktion wird auch als Nozireaktion bezeichnet und äußert sich vor allem in einer Aktivierung oder Hemmung spezieller Muskeln und einer Herabsetzung der Aktivität von Propriozeptoren am Gelenk. Reduzierte Körperwahrnehmung und Muskelschwächen bedeuten für den Sportler jedoch Leistungseinschränkungen und erhöhen die Gefahr von Verletzungen.

So betrachtet sind gerade Verletzungen keineswegs immer ein zufälliges Geschehen, sondern können den Endpunkt einer Fehlfunktionsentwicklung im Gelenk und seiner umliegenden Strukturen bezeichnen. Die Verletzung entsteht, sobald das »Rauschen« im Hintergrund zu groß wird. Chiropraktoren sind Spezialisten darin, diese

Fehlfunktionen (»Rauschen«) mit ihren begleitenden Schwächen im Körper zu identifizieren und erfolgreich zu behandeln. Dadurch kann ein Maximum an Funktion und Leistung erreicht werden.

Sportchiropraktik

Die Sportchiropraktik ist wie die Sportmedizin eine zusätzliche Spezialisierung und seit Jahren aus dem Leistungs- und Profisportbereich in vielen Ländern nicht mehr wegzudenken. Auch in Deutschland gewinnt sie zunehmend an Anerkennung, Sportler aus den verschiedensten Disziplinen (Fußball, Motorsport, Leichtathletik) nehmen die Betreuung durch Sportchiropraktoren in Anspruch.

Die Sportchiropraktik verfolgt das Ziel, die beste körperliche Voraussetzung für die maximale Performance von Sportlern und Athleten zu gewährleisten. Die beiden wichtigsten Grundbausteine dazu sind die Behandlung sowie das Management.

Das Management beinhaltet schwerpunktmäßig vor allem die Prävention, also die Vermeidung von Verletzungen, sowie die Leistungsoptimierung. Körperfehlhaltung und Muskeldysbalancen können, obwohl sie einem noch nicht einmal bewusst sind, eine deutliche Verminderung des möglichen Leistungspotenzials zur Folge haben. Für Sporteinsteiger kann beispielsweise ein spezifisches Krafttrainingsprogramm zur Becken- und Wirbelsäulenstabilisierung erstellt werden. Leistungssportler nehmen häufig auch während Wettkämpfen chiropraktische Betreuung in Anspruch. Ein befreundeter Chiropraktor stellte bei einem Schwimmwettkampf während eines Routinechecks einer Schwimmerin einen deutlichen Unterschied ihrer rechten Schulterbeweglichkeit im Vergleich zur linken fest. Dieser Unterschied war so minimal, und der Sportlerin selbst nie bewusst aufgefallen. Die Korrektur dieser biomechanischen Fehlfunktion war sehr leicht – die Sportlerin schwamm im direkten Anschluss persönliche Bestzeit.

Die Behandlung verfolgt das Ziel, akute Verletzungen so schnell wie möglich zu beheben. Während der *World Games 2005* in Duisburg lernte ich einen jungen Karatekämpfer kennen, der mich in meinem Behandlungsbereich aufsuchte. Sein Nacken schmerzte so sehr, dass er kaum in der Lage war, sich aufzuwärmen. Die Schmerzen hatten in den vergangenen 48 Stunden deutlich zugenommen. Was war passiert? Er hatte sich lediglich beim Schlafen »verlegen«. Ich stellte eine Gelenksfunktionsstörung im Übergang der Brustwirbelsäule zur Halswirbelsäule fest. Sein Körper versuchte durch Anspannung der Muskulatur das betroffene Gelenk zu schützen – wer kennt nicht den morgendlichen steifen Nacken, nachdem man unglücklich auf dem Sofa eingeschlafen ist. Ich behandelte das betroffene Gelenk sowie die involvierte Muskulatur und schickte ihn wieder zum Aufwärmen. Drei Sitzungen folgten an diesem Tag noch; am Ende des Tages war der Sportler für das Finale qualifiziert, am folgenden Tag holte er die Goldmedaille. Nicht zufällig lautet das Motto der *Deutschen Gesellschaft für Sportchiropraktik* »Höchstleistung auf natürliche Weise«!

Optimale Funktion durch rechtzeitige Prävention

Unser Verhaltensmuster im Alltag sitzt allerdings tief: Wir gehen immer erst dann zum Arzt, wenn es uns auch wirklich wehtut. Ein Beispiel, das ich immer wieder im Zusammenhang mit Körperfehlhaltung und Statik verwende, ist das Auto.

Was würde passieren, wenn Sie an Ihrem Auto bei zwei Reifen, und zwar nur auf der rechten Seite, die Hälfte der Luft ablassen, was ungefähr einer Fehlstatik durch ein kurzes Bein entspricht? Hätte dies Auswirkungen auf Fahrweise und Verschleiß? Nach 50 Kilometern wären die Schäden vielleicht noch reparabel, doch wie würde es nach 20 000 oder gar 200 000 Kilometern aussehen, falls Ihr Auto es überhaupt so weit schaffen würde? Vermutlich würden bereits nach der Hälfte der beschriebenen Belastungen etliche Reparaturen fällig werden, die weit über die Reifen, Felgen, Achsen und das Fahrwerk hinausgehen würden. Wie lange »fahren« Sie Ihren Körper? Wie häufig lassen Sie ihn warten und überprüfen? Wir ernähren uns einseitig – aber was in den Tank unseres Autos kommt, kontrollieren wir genau. Wir lamentieren über mangelnde Bewegung – die Evolution hat uns über Millionen von Jahren zu Jägern und Sammlern gemacht, und doch verbringen wir den größten Teil unseres heutigen Lebens im Sitzen, am Schreibtisch, im Auto oder nach Feierabend auf dem Sofa. Nur leider sind wir statisch gesehen genau dafür überhaupt nicht gebaut!

Umdenken

Unser Körper ist es ein Wunderwerk, nur halten es die meisten von uns jahrzehntelang für ganz selbstverständlich, dass er funktioniert. Wir dulden keinen Verschleiß und keine Schwäche. Doch was tun wir dafür, dass er funktionieren kann? Wir warten, bis sich ein Signal, ein Schmerz oder ein unangenehmes Gefühl, das uns stört, bemerkbar macht. Wird dieses Gefühl oder Symptom allzu unbehaglich, setzen wir alles daran, es so schnell wie möglich wieder loszuwerden. Schmerztabletten, entzündungshemmende Mittel, Salben, Spritzen, Pflaster, unsere Möglichkeiten sind äußerst vielfältig.

Betrachten wir noch ein letztes Mal unser Auto. Stellen Sie sich einen Fahrer vor, der beim Aufleuchten der Tankanzeige munter ein Pflaster aus dem Handschuhfach hervorholt, es über den roten Punkt am Armaturenbrett klebt und fröhlich weiterfährt ...

Wir müssen lernen, auch die kleinen Warnsignale in unserem Körper wahrzunehmen und zu interpretieren.

Während meiner Studienzeit in den USA habe ich die wohl beste Werbung zu diesem Thema gesehen. Ein junger, gut trainierter Mountainbiker kommt einen Feldweg heruntergeschossen. Schwungvoll tritt er in die Pedale, dann plötzlich ein schmerzverzerrtes Gesicht, er greift sich ans Knie und rote Schmerzwellen umgeben als Animation sein Gelenk. Ein bekanntes Schmerzmittel wird eingeblendet und der kraftvolle Slogan: »Lassen Sie Schmerzen nicht Ihr Leben kontrollieren!« Es folgt eine kurze Beschreibung des Medikaments, danach sieht man den Mountainbiker wieder fröhlich den Berg hinauffahren. Die meisten Menschen lachen, wenn sie diese Geschichte hören, doch ist sie nicht beinahe zur Regel in unserer Gesellschaft geworden? Symptome, egal ob schmerzvoll oder nicht, sind die Sprache unseres Körpers. Er versucht uns etwas mitzuteilen oder uns sogar ein Warnzeichen zu geben, dass etwas nicht stimmt. Nehmen wir uns die Zeit, ihn zu verstehen? Unser Tank ist nicht immer nur voll oder leer, es gibt etliche Zwischenstände! Und wir allein entscheiden, ob wir ihn bis auf die Reserve herunterfahren oder rechtzeitig wieder auffüllen. Es wird Zeit umzudenken!

Vor Ihrem Einstieg in den Sport ist das besonders wichtig, um das Risiko von Verletzungen zu vermindern. Check-ups und eine richtige Vorbereitung stehen am Anfang einer jeden erfolgreichen Laufbahn!

Der Beruf des Chiropraktors

Heute hat sich die Chiropraktik in etwa 40 Ländern gesetzlich etabliert. Die nationalen Organisationen wie die *Deutsche Chiropraktoren Gesellschaft e. V.* und die ihr angegliederte *Deutsche Gesellschaft für Sportchiropraktik e. V.* sind Mitglieder des Weltverbandes der *World Federation of Chiropractic* (Toronto), welche wiederum offizielle Kontakte zur Weltgesundheitsorganisation (WHO) unterhält. Weltweit praktizieren circa 90 000 Chiropraktoren, doch nur wenige dieser Spezialisten arbeiten in Deutschland.

Den Titel eines Chiropraktoren erwirbt man über ein Universitätsstudium, das einheitlichen, internationalen Standards unterliegt. Da es in Deutschland noch keine international anerkannten Ausbildungsstätten gibt (wie etwa in den USA, in Großbritannien, Dänemark oder der Schweiz), ist das Studium der Chiropraktik derzeit nur im Ausland möglich. Das Studium dauert je nach Ausbildungsland vier bis sechs Jahre. In Deutschland schließt sich nach dem erfolgreichen Abschluss noch ein einjähriges Assistenzjahr in einer dazu qualifizierten Praxis an. Auf diese Weise wird gewährleistet, dass der Chiropraktor über fundierte anatomische, biomechanische und medizinische Kenntnisse sowie über eine Bandbreite verschiedener chiropraktischer Behandlungsmethoden verfügt.

In den USA und Kanada schließt der Absolvent sein Studium mit dem Grad des *Doctor of Chiropractic (D. C.)*, in Europa und Australien mit *Bachelor* oder *Master* ab. Nur diese Titel sind auch international anerkannt und nicht zu verwechseln mit den Bezeichnungen Chiropraktiker und Chirotherapeut, die jeweils von Heilpraktikern und Ärzten mit entsprechender Zusatzausbildung verwendet werden. Chiropraktik ist und bleibt ein Hochschulstudium, das nicht durch Wochenendseminare ersetzt werden kann. Siehe hierzu die *WHO-Richtlinien zu Mindestanforderung an das Studium und zur Sicherheit in der Chiropraktik*, welche Sie unter www.chiropraktik.de finden können.

In Deutschland ist die Chiropraktik bisher kein eigenständiger Heilberuf. Aus diesem Grund müssen Chiropraktoren, die im Ausland studiert haben, zurzeit noch zusätzlich eine Heilpraktikerlizenz erwerben, um hier praktizieren zu dürfen.

Für seinen Beitrag zu Propriozeption und Nozizeption bedanke ich mich bei Tino Bos D. C.

Sporttauglichkeit

In jeden Freundes- oder auch nur Beraterkreis gehört jemand, der die Wahrheit ungeschminkt und nachvollziehbar ausspricht. Ich bin froh, dass es einen solchen Menschen in meiner Nähe gibt: Dr. Dirk Colla, Internist der Sonderklasse. André Albrecht hat mit seiner Menschenkenntnis den Grundstein dafür gelegt, dass wir uns begegnet sind. Mit einem einzigen Satz: »Endlich mal einer in unserer Umgebung, der nicht nur weiß, wie Sportmedizin geschrieben wird!« Den wollte ich kennen lernen.

Oft habe ich erleben müssen, wie mit allen schönen Erfolgen, mit jedem unbeschwerten Schritt etwas einhergeht, das wir nicht abschütteln können. Wenn du denkst, dass du Bäume ausreißen könntest, bist vielleicht du selbst der Nächste, der fällt, weil ein kleiner, aber scharfer Windstoß erkannt hat, dass hinter der harten Rinde alles Mögliche bereits morsch ist. Ich weiß nicht mehr, wie viele schreckliche Schicksale sich in meinem Bekanntenkreis ereignet haben, weil Menschen einen wichtigen Check beim Arzt immer wieder verschoben haben, bis es zu spät war.

Warum sehen wir den Arzt immer nur dann als Freund, wenn er uns aus einer Notlage befreien kann? Warum ist er nicht ein permanenter Begleiter unseres Lebens, warum nehmen wir die Wartungsintervalle nicht wirklich ernst? Es ist ernüchternd, wie selten wir das Richtige tun, wenn es um unsere Gesundheit geht. Ich kann nur jedem empfehlen, sich einen Freund wie Dirk Colla zu suchen, der es versteht, in Menschen hineinzuschauen und aus dem, was er sieht, eine Empfehlung zu formulieren, die man tunlichst annehmen und umsetzen sollte. Alles andere ist fahrlässig.

Bin ich gesund genug für Sport? (Dirk Colla)

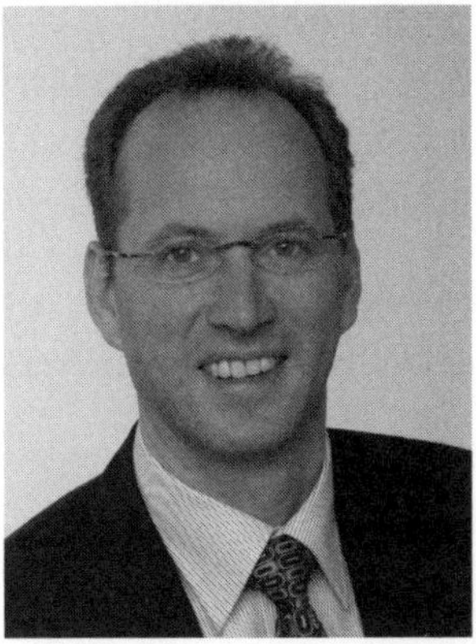

Wer mit dem Sport beginnen möchte, wird sich diese Frage stellen. Viele Sportstudios empfehlen, vor dem Trainingsbeginn einen Arzt aufzusuchen, manche Einrichtungen oder Vereine fordern sogar eine Bescheinigung der Sporttauglichkeit; bei Wettkämpfen ist die sportärztliche Untersuchung ohnehin Vorschrift. In vielen Fällen benötigt man vor den ersten sportlichen Aktivitäten keine ausgedehnte Fitness-Diagnostik, auch der Hausarzt kann die Basisdaten zusammentragen, sofern in seiner Praxis ein geeignetes Fahrrad-Ergometer zur Verfügung steht.

Das Ausmaß einer sinnvollen Untersuchung ist natürlich von Person zu Person unterschiedlich. Grundsätzlich wird man bei einem jungen Menschen bis Mitte 20, der keine Vorerkrankungen oder sonstigen Beschwerden mitbringt und über eine normale, gute Belastbarkeit im Alltag verfügt, keine ausgedehnten Untersuchungen durchführen. Hier kann man sich möglicherweise mit der Messung des Blutdrucks und einer körperlichen Untersuchung begnügen. Für alle anderen ist es naheliegend, zunächst über einen Fragenkatalog herauszufinden, ob offensichtliche Risiken bestehen:

- Haben Sie einen fieberhaften Infekt?
- Fühlen Sie sich müde und abgeschlagen?
- Haben Sie Gelenkbeschwerden oder sind Gelenke geschwollen oder entzündet?
- Haben Sie Probleme beim schnellen Gehen oder wird Ihnen dabei schwindelig?
- Haben Sie eine Herzerkrankung oder einen bekannten Herzfehler oder eine Gefäßerkrankung wie Arteriosklerose?
- Haben oder hatten Sie bei körperlicher Anstrengung einen Druck, ein Engegefühl oder ein Brennen in der Brust (manchmal auch im Oberbauch, im Unterkiefer oder im Rücken)?

Sofern Sie eine dieser Fragen bejaht haben oder über 35 Jahre alt sind, sollten Sie vor dem ersten sportlichen Schritt zu einem Arzt gehen.

Fitness-Check-up

Wir haben in unserer Praxis in Zusammenarbeit mit einem Fitnessstudio einen Fitness-Check-up erarbeitet, der mit kleinen Abwandlungen für alle Altersgruppen und für die unterschiedlichsten Fragestellungen ausreicht. Zunächst wird die Funktion des Herzens und der Lunge überprüft, danach folgt eine Blutuntersuchung.

Das Herz

Zur Einschätzung der Herzfunktion werden ein EKG und ein Belastungs-EKG durchgeführt. Für die Belastungsuntersuchung sollten gewisse Standards beachtet werden, damit das Ergebnis auch die gewünschte Sicherheit bringt. Verschiedene Herzgesellschaften haben sogenannte Ausbelastungsfrequenzen festgelegt, die mindestens erreicht werden sollten. Die Belastung wird in Stufen so lange gesteigert, bis die Herzfrequenz erreicht ist, die entsprechend dem Alter des Untersuchten festgelegt wurde. Dann können Sie sicher sein, beim Training niemals so stark belastet zu werden, wie bei diesem Belastungstest. Medikamente, die das Herz entlasten, beispielsweise Calcium-Kanal-Blocker oder Betablocker, werden sinnvollerweise vor der Untersuchung abgesetzt. Außerdem sollte während jeder Belastungsuntersuchung mehrfach der Blutdruck gemessen werden. Die Belastungsuntersuchung hat allerdings auch ihre Grenzen. Gerade bei jungen Menschen gibt es zuweilen falsche Ergebnisse. So lassen sich bei einer kleinen Anzahl der Untersuchten keine Auffälligkeiten im EKG finden, und dennoch bestehen Einengungen in meist nur einem einzigen Herzkranzgefäß. Hier besteht die Möglichkeit, mit weiteren Untersuchungsverfahren wie Stress-Echo oder Cardio-MRT weiter zu forschen. Wenn es um Sportgesundheit geht, sollten solche weiterführenden Untersuchungen, ebenso wie die Computertomografie, auf keinen Fall als Routineverfahren eingesetzt werden. Ein guter Arzt hat das richtige Gespür, um mit Augenmaß die angemessene Untersuchung für die jeweilige Situation zu bestimmen.

In unserer kardiologisch ausgerichteten Praxis leisten wir uns den Luxus, bei allen Untersuchten ein Farbdoppler-Echo durchzuführen. Damit kann die Funktion des Herzens sehr genau analysiert werden. Insbesondere kann festgestellt werden, ob der Herzmuskel unter Ruhebedingungen einwandfrei funktioniert. Die Funktion der Herzklappen kann genau beurteilt werden, und seltene, angeborene Herzfehler können mit großer Sicherheit ausgeschlossen werden. Ebenso kann die Gefahr einer hypertroph obstruktiven Kardiomyopathie sofort erkannt werden, einer Krankheit, die bei unverhältnismäßig starkem Wachstum des Herzmuskels auftritt. Häufige Ursachen für dieses starke Muskelwachstum sind entweder ein nicht erkannter hoher Blutdruck oder ein zu spät entdeckter Herzklappenfehler – oder aber der Einsatz von Doping, was wir hier vernachlässigen können. Durch das Farbdoppler-Echo haben wir bei vielen Sportlern, oft zum Erstaunen der Betroffenen oder ihrer Ärzte, festgestellt, dass längst nicht jeder Sportler ein »Sportlerherz« entwickelt. Bei normal sportlich Aktiven lässt sich beobachten, dass auch mit einer ganz normalen Herzgröße Höchstleistungen erzielt werden können.

Die Lunge

Eine weitere Routineuntersuchung zur Sportgesundheit ist die Lungenfunktionsprüfung. Es ist zwar meistens nicht gefährlich, auch ohne sie mit Sport zu beginnen; ein leichtes Asthma kann sich unter sportlicher Belastung unter Umständen sogar bessern. Auf der anderen Seite ist es jedoch ärgerlich, wenn die sportliche Aktivität und Leistungsfähigkeit durch eine nicht erkannte Einschränkung der Lungenfunktion beeinträchtigt werden, zumal die Probleme oft schon in wenigen Minuten erkannt und einfach behandelt werden können.

Bereits die Bestimmung der Einsekundenkapazität ist hilfreich. Wenn die Menge der Luft, die in einer Sekunde maximal ausgeatmet werden kann, der vorgegebenen Soll-Leistung entspricht, liegt in 90 Prozent der Fälle keine gravierende Lungenerkrankung vor. Darüber hinaus kann eine weiter perfektionierte Lungenfunktionsprüfung durchgeführt werden, die auch noch den Druck angibt, mit dem geatmet wird, und die Aussagen über eine Überblähung oder über die Dehnbarkeit der Lunge ermöglicht.

Das Blut

Der Check-up wird durch einige wenige Blutuntersuchungen abgerundet, die noch durch weitere Parameter zur Einschätzung des persönlichen Arterioskleroserisikos ergänzt werden können. Ich schlage folgende Untersuchungen vor: Blutsenkungsgeschwindigkeit (BSG), ein einfacher, aber sehr unspezifischer Test frei nach dem Motto »Senkung gut, alles gut«. Sollte die BSG erhöht sein, muss in mehrere Richtungen ermittelt werden. Ein kleines Blutbild gibt Aufschluss über einen möglichen Mangel an roten Blutkörperchen, meist als Hinweis auf Eisenmangel; zudem kann man Blutbildungsstörungen und Infektionen erkennen. Zusätzlich kann noch der Ferritinwert (Eisenspeicher) ergänzt werden. Die Bestimmung der Blutsalze wie Kalium, Calcium, Natrium und Magnesium (besonders wichtig bei Ausdauersportarten) lässt Rückschlüsse auf eine Elektrolyt-Mangelsituation zu, der Kreatininwert sagt etwas über die Nierenfunktion aus, und wer will, kann auch einen Leberwert bestimmen lassen, um Leberstörungen weitgehend auszuschließen. Zum Schluss werden noch die Risikofaktoren bestimmt wie Cholesterin, LDL-Cholesterin, Triglyceride, Blutzucker nüchtern und Harnsäure. Die Harnsäure stellt bei sonst Organgesunden auch einen wichtigen Prognosefaktor für Gichtanfälle dar. Insbesondere bei dem Beginn von Muskeltraining oder aber bei Hungerzuständen kann es zu einem Anstieg der Harnsäure und dann gegebenenfalls zur Auslösung eines Gichtanfalles kommen.

Meine Empfehlung: Wenn aus Kostengründen ein möglichst preiswerter Test durchgeführt werden soll, genügen folgende Untersuchungen: Belastungs-EKG (inklusive Blutdruckmessung), ein kleiner Lungenfunktiontest, eine körperliche Untersuchung, und im Labor BSG, kleines Blutbild, Blutzucker, Kalium.

Bei der körperlichen Untersuchung sollte neben dem klassischen Abhorchen (Herz-Lungen-Auskultation) und der Inspektion des Rachenraumes auch eine Beurteilung des Bewegungsapparates erfolgen. Hier sind insbesondere Haltungsschäden der Wirbelsäule, Beckenschiefstand, Achsenfehler im Kniegelenk und Fußdeformitäten zu berücksichtigen.

Jeder muss für sich selbst entscheiden, wie viel Sicherheit er vor Trainingsbeginn haben möchte, und der gewissenhafte Arzt wird entsprechend dem Alter, dem Risikoprofil und den früheren Vorerkrankungen Empfehlungen aussprechen, welche zusätzlichen Untersuchungen sinnvoll und angemessen sind. Grundsätzlich sollte immer auch die Körperstatik und die Funktion der Gelenke mit begutachtet werden. Sofern kein gravierendes Übergewicht vorliegt, der Körper äußerlich ohne wesentliche Haltungsschäden ist und die Gelenke bei der Belastungsuntersuchung keine Probleme bereiten, ist ein normales Fitnesstraining unter qualifizierter Anleitung ohne weitere Untersuchungen möglich, ebenso Rad fahren, Schwimmen oder auch Laufen. Sind schon im Vorfeld Gelenkbeschwerden vorhanden, sollte nach gründlicher körperlicher Untersuchung allerdings nicht gezögert werden, sofort eine definitive Klärung zum Beispiel durch eine MRT (Magnetresonanztomografie) herbeizuführen. Langwierige Röntgenuntersuchungen haben neben der Strahlenbelastung den Nachteil, dass Bänder, Knorpel, also die Weichteile, die gerade besonders betroffen sein können, auf diesem Weg überhaupt nicht dargestellt werden. Gute Orthopäden oder Sportärzte können aussagekräftige Diagnosen am ehesten mit einer MRT stellen. Zu warnen ist allerdings vor unsinnigen Untersuchungen wie etwa einer Ganzkörper-CT. Gern wird von »naturnahen« Bildern berichtet, wie sie sonst nur in Lehrbüchern zu sehen sind. Vorsicht: Die Strahlenbelastung ist bei diesen modernen Geräten höher als bei bisher eingesetzten CT-Geräten. Auf Kongressen wird von den Protagonisten meist der Vergleich zu der Strahlenbelastung bei einer Atlantik-Überquerungen im Flugzeug gezogen. Eine der wichtigsten Leitlinien zum Strahlenschutz besagt jedoch: Die ionisierende Strahlung soll so gering wie irgend möglich gehalten werden. Es wurde errechnet, dass allein durch die ionisierende Strahlung eines Ganzkörper-CT bei jedem tausendsten Untersuchten eine Leukämie auftritt. Wie viel Wahrheit in solchen Berechnungen auch immer liegen mag: Es zeigt die Gefahr, und ich persönlich würde niemandem zu solch einer Untersuchung aus reinen »Vorsorgegründen« raten.

Leistungsdiagnostik

Ist die erste Hürde genommen, und es bestehen – wie übrigens fast immer – keine Bedenken gegen einen Trainingsbeginn, folgt gleich die nächste Frage: Wie soll ich trainieren, wie häufig, wie intensiv? Ist es sinnvoll, eine Leistungsdiagnostik erstellen zu lassen? Zu welchem Zeitpunkt?

Für die meisten Diagnoseverfahren gilt, dass sie in keiner Weise gefährlich und meist auch ohne größeren Aufwand durchzuführen sind. Für einen Trainingsanfänger empfehle ich für die ersten Wochen seines Trainings zunächst eine Berechnung des Grenzpulses. Eigentlich bin ich ein Verfechter einer regelmäßig zu wiederholenden Leistungsdiagnostik; aber in diesen ersten Wochen hat jeder genügend technische Probleme zu bewältigen, sodass ein genaues Einhalten der Grenzfrequenz in der Regel nicht möglich ist. Man kann sich jedoch entweder mit der manuellen Pulsmessung (Puls am Handgelenk oder an der Halsschlagader ertasten, 15 Sekunden lang Pulsschlag zählen und mit vier multiplizieren) oder mit einer Pulsuhr vertraut machen und das Einhalten eines bestimmten Pulswertes trainieren. Sofern keine Herzrhythmusstörungen vorliegen, erbringt die Pulsuhr meist die genaueren Ergebnisse.

Der Kölner Sportwissenschaftler Dr. Dieter Lagerstrom hat zur Berechnung des Grenzpulses beispielsweise folgende Formel entwickelt:

$$\text{Trainingsfrequenz (Grenzpuls)} = \text{Ruhepuls} + (220 - 3/4\ \text{Lebensalter} - \text{Ruhepuls}) \times \text{Trainingszustand}$$

Der Trainingszustand für Untrainierte liegt bei 0,60 bis 0,65, für mittelmäßig Trainierte bei 0,65 bis 0,7 und für gut Trainierte bei 0,7 bis 0,75. Der Ruhepuls sollte morgens vor dem Aufstehen ertastet werden. Nach etwa zwei- bis dreimonatigem regelmäßigem Training rate ich dann zu einer ersten richtigen Leistungsdiagnostik beispielsweise durch eine Laktatmessung. Dann kennen Sie Ihre genauen individuellen Werte.

Laktatmessung

Bei der Laktatmessung laufen Sie auf dem Laufband oder treten auf dem Ergometer. Dabei werden Sie stufenweise stärker belastet. Je höher die körperliche Anstrengung, desto höher steigt der Puls. In bestimmten Abständen (zum Beispiel alle drei Minuten) wird Ihnen aus dem Ohrläppchen (seltener aus der Fingerkuppe) ein Tropfen Blut abgenommen, um den Laktatspiegel zu bestimmen. Aus dem entstehenden Diagramm kann relativ genau abgelesen werden, wann der kritische Grenzpuls mit einem Laktatwert zwischen 3 und 4 mmol/l (Millimol pro Liter) auftritt. Der Wert zeigt das obere Limit des Bereiches an, in dem Sie bei späteren Trainingseinheiten trainieren sollten, um ein möglichst optimales Trainingsergebnis zu erreichen. Im Leistungssport sind neben der Laktatschwelle auch der maximale Laktat-Anstieg und die Kinetik des Laktat-Abbaus in der Erholungsphase ein wesentlicher Parameter.

Spiroergometrie

Während im Breitensport eine Bestimmung der maximalen Sauerstoffaufnahme durch Normwert-Tabellen ausreichend ist, wird bei Ausdauer-Hochleistungssportlern gelegentlich eine direkte Messung der Sauerstoffaufnahme angestrebt. Dabei werden mit einer computergestützten Spiroergometrieanlage über eine Maske, die Mund und Nase luftdicht abschließt, die Differenz der Sauerstoffkonzentration der Aus- und Einatemluft sowie das Atemvolumen und die Atemfrequenz bestimmt. Gleichzeitig wird auch die Kohlendioxidkonzentration (CO_2) bestimmt. Diese Methode ist hilfreich, um Herz-Lungen-Erkrankungen zu untersuchen oder die Ausdauersport-Tauglichkeit von Jugendlichen zu bestimmen. Der Vorteil der Spiroergometrie liegt auch darin, die exakte anaerobe Schwelle bei Ausdauerbelastung zu bestimmen. Bei der Laktatmessung wird grob eine Laktat-Schwelle von vier mmol zur Trainingsoptimierung festgelegt. Tatsächlich ist die anaerobe Schwelle aber individuell verschieden und schwankt zwischen drei und sechs mmol. Die Spiroergometrie ist damit die genaueste nicht-invasive Technik zur Optimierung des Trainings und für den Leistungssport aber auch für ambitionierte Freizeit-Sportler ein unbedingtes Muss. In Studien konnte belegt werden, dass die besten Ausdauersportler meist auch die höchsten maximalen Sauerstoffaufnahmen aufweisen. Für Ausdauersportler gilt es folglich, sich eine möglichst hohe Sauerstoffaufnahme anzutrainieren. Weiterhin eignet sich die Methode auch dazu, die Auswahl von Medikamenten, die verordnet werden, zu optimieren. Verschiedene Beta-Blocker wirken sich unterschiedlich stark auf die Sauerstoffaufnahme aus. Einem Sportler wird ein Arzt möglichst dasjenige Medikament verordnen, das sich in diesem Punkt am wenigsten negativ auswirkt.

Die oben angeführten Methoden sind das Rüstzeug, um sich über den aktuellen Stand seiner Gesundheit und Fitness klar zu werden und ständig seine Gesundheit zu überwachen. Im Folgenden soll Ihnen nun ein Grundverständnis für wesentliche Zusammenhänge bei der Entstehung von Krankheiten oder Verletzungen vermittelt werden.

Arteriosklerose

Arteriosklerose ist eine Verschleißerscheinung, die mehr oder weniger schnell fortschreitet. Im Allgemeinen macht sie sich erst nach dem 40. Lebensjahr bemerkbar, sie betrifft Männer eher als Frauen. Der Zeitpunkt, an dem der Prozess der Arteriosklerose beginnt, ist genetisch für jeden Einzelnen festgelegt. Er kann durch verschiedene Risikofaktoren begünstigt oder beschleunigt werden.

Typische Merkmale der Arteriosklerose sind Elastizitätsverlust, Verdickung der Arterienwände, Verhärtung der Arterienwände und Einengung der Arterienlichtung.

Bei gesunden Arterien fließt das Blut ungehindert zu den Geweben und Organen. Es transportiert neben anderen Substanzen den wichtigen Sauerstoff, ohne den die Gewebezellen nicht leben können. Bei der Arteriosklerose wird in die innere Gefäßwand der Arterien LDL-Cholesterin eingelagert, was verschiedene chemische Prozesse in Gang setzt, an deren Ende eine Reduzierung der Gefäßdurchmesser der Arterien steht – die wir als »Arterienverkalkung« bezeichnen. Zudem wird die so geschädigte Arterie außerordentlich brüchig.

Auch Bakterieninfektionen können, wie neuere Untersuchungen festgestellt haben, zu Arteriosklerose führen. Es handelt sich um Erreger namens Chlamydia pneumoniae. Eine Blutuntersuchung kann den Kontakt des Organismus mit den genannten Bakterien aufdecken, und rechtzeitige antibiotische Behandlung kann schlimmeren Schaden verhindern. Wenn die Arterienwände starr statt elastisch und zudem auch noch eingeengt sind, kann das Blut nur eingeschränkt zu den Organen gelangen, was zu einer Unterversorgung mit Sauerstoff im betroffenen Gebiet führt. Die Gewebezellen werden in ihrer Funktion beeinträchtigt und sterben ab, und es kommt zu Organschäden, die die Gesundheit empfindlich stören und zum Tode führen können.

Der Organismus versucht, Durchblutungsstörungen auszugleichen, was ihm in einem begrenzten Maß auch gelingt – zum einen durch das Ausbilden von Umgehungskreisläufen (Kollateralkreisläufe), dünne Gefäßäste großer Arterien, die untereinander Verbindungen bilden und in die das Blut bei verengten und verschlossenen Arterien umgeleitet wird, und zum anderen durch den Mechanismus des »Stehlens«, als Steal-Syndrom bezeichnet. Bei Verengung oder Verschluss in einem Gefäßsystem, das ein bestimmtes Organ oder eine Gliedmaße versorgt, kann einem benachbarten Organ aus dessen Gefäßsystem Blut zugunsten des minderdurchbluteten Gebiets entzogen werden. So kann bei betreffenden Arterienverengungen oder -verschlüssen bei Armarbeit, etwa beim Schreiben, eine Durchblutungsstörung des Gehirns mit Schwindel ausgelöst werden, oder es kommt bei Beinarbeit (wie dem Laufen) zu Bauchbeschwerden.

Herzinfarkt

Der kräftige Herzmuskel wird durch die sogenannten Koronararterien direkt aus der Aorta mit sauerstoffreichem Blut versorgt. Bei einem allmählichen Auftreten der Arteriosklerose kommt es meist schleichend zur Ausbildung von Plaques in diesen Gefäßen, deren Volumen eingeengt wird. Wenn der Herzmuskel jetzt stark belastet wird, kann es sein, dass die Blutmenge nicht ausreicht, um besonders die Innenschichten des Herzmuskels in den entsprechenden Bezirken ausreichend zu versorgen. Dies kann sich dann in sogenannten Angina-Pectoris-Schmerzen äußern, die in etwa der Hälfte der Fälle im Ruhezustand spontan wieder aufhören. Diese Schmerzen können in der linken Brusthälfte auftreten, manchmal strahlen sie in den linken Arm oder in die linke Schulter aus. Je nach betroffenem Versorgungsbereich des Herzens kann aber auch nur der Oberbauch oder der Hals oder Unterkiefer schmerzen, möglicherweise sogar nur das Ohr. Gleichzeitig kommt es oft zu Symptomen wie Luftnot oder Übelkeit, Ausbruch von kaltem Schweiß, hohem oder niedrigem Puls und niedrigem Blutdruck. In seltenen Fällen (vor allem bei Diabetikern) kann auch ein Herzinfarkt ohne Schmerzen auftreten. Bleibt ein solcher Zustand der Unterversorgung längere Zeit bestehen oder verschließt sich ein Gefäß beispielsweise durch Einblutung der Plaques plötzlich komplett, so beginnt der Herzmuskel innerhalb von ein bis zwei Stunden abzusterben. In bis zu 50 Prozent der Fälle ist der erste auftretende Schmerz schon der Herzinfarkt. Deshalb gilt: Beim ersten Auftreten eines solchen Schmerzes sollte der Arzt konsultiert werden. Wenn ein solcher Schmerz auftritt und nicht innerhalb von zehn Minuten von selbst wieder verschwindet, sollten Sie nicht zögern, einen Notarzt zu alarmieren oder auf dem schnellsten Weg in die Notfallaufnahme eines Krankenhauses zu gehen.

Regelmäßiges körperliches Training kann ein Baustein sein, um Arteriosklerose und damit auch einen Herzinfarkt zu verhindern. Inzwischen gibt es auch erste Forschungsergebnisse, die zeigen, dass bei Tieren mit einem chronischen Herzinfarkt, die sich täglich eine Stunde auf dem Laufband bewegen, deutlich mehr Stammzellen aus dem Knochenmark ausgeschüttet werden, als bei anderen Tieren ohne Bewegungstraining. Diese Stammzellen können für die Gefäßregeneration der defekten Herzarterien sorgen und können somit die Prognose auch für diejenigen verbessern, die bereits einen Herzinfarkt durchgemacht haben. Der positive langfristige Einfluss von körperlichem Training auf die entscheidende innere Schicht der Arterien gilt heute als sicher.

Sowohl zur Verhütung eines Herzinfarktes als auch für Personen, die einen Herzinfarkt erlitten haben, lässt sich eine Empfehlung für körperliches Ausdauertraining geben. Das Trainingsziel muss jedoch immer individuell angepasst werden.

Schlaganfall

Eine Arteriosklerose kann auch im Gehirn auftreten. In den meisten Fällen bildet sich eine Einengung eines großen Gefäßes, häufig ist es die Schlagader am Hals, die dann plötzlich zu wenig Blut an das Gehirn abgibt. Ebenso können Blutgerinnsel aus einem großen Gefäß oder aus dem Herzen (zum Beispiel bei Herzrhythmusstörungen) durch den Blutstrom in Richtung Gehirn mitgerissen werden und dann ein Gefäß im Gehirn verstopfen, mit ähnlichen Folgen wie bei einem Herzinfarkt: Das Gewebe wird mit Sauerstoff unterversorgt und stirbt ab. Sofern sich ein Gerinnsel von selbst innerhalb kurzer Zeit wieder auflöst, ist der Schaden möglicherweise nur begrenzt oder sogar reversibel, und die entsprechenden Lähmungserscheinungen, Sprach- oder Sehstörungen, bilden sich wieder zurück. Sollten die betroffenen Areale aber ganz absterben, fallen je nach Größe und Lokalisation des unterversorgten Gehirngewebes Körperfunktionen für immer aus und es kommt zu einer Halbseitenlähmung, zu dauerhaften Sprachstörungen oder anderen Ausfällen. Selten sind auch geplatzte Gefäßmissbildungen Auslöser.

An eine Schädigung des Gehirngewebes sollten Sie immer denken, wenn plötzlich Kopfschmerzen auftreten, Schwindel, Erbrechen, Doppelbilder, motorische Ausfälle an Armen oder Beinen, Seh-, Sprach-, Geh- oder Schluckstörungen oder plötzliche Hirnleistungsstörungen. In all diesen Fällen sollte dringend ein Arzt konsultiert werden.

Schlaganfall, Herzinfarkt und Gefäßveränderungen an Armen und Beinen – viele gute Gründe, eine Arteriosklerose zu verhindern oder aufzuhalten. Hierzu bedarf es eines optimalen Risikomanagements mit moderatem Ausdauertraining drei bis vier Mal pro Woche für mindestens 30 bis 45 Minuten, einer Optimierung der Blutfettwerte (nicht zuletzt durch eine vernünftige Ernährung) und falls nötig auch einer angemessenen ärztlichen Kontrolle und Therapie, damit wichtige Eckdaten wie normaler Blutdruck und normale Blutfette erreicht werden können.

Wie optimiere ich mein eigenes Krankheitsrisiko?

Ein Schlaganfall oder ein Herzinfarkt kann jeden von uns treffen, doch durch geeignete Maßnahmen haben wir die Möglichkeit, diese Gefahr zu minimieren. Mit etwas Glück kann das bedeuten, erst zehn bis 20 Jahre später anfällig für diese Krankheiten zu werden! Die Risikofaktoren für Cerebralsklerose und Alzheimer sind übrigens die gleichen wie für einen Schlaganfall oder Herzinfarkt.

Sie sind nach Ihrem Check-up nun im Bilde über die Besonderheiten speziell Ihres Körpers; jetzt heißt es, möglichst an allen Stellhebeln, die Ihnen zur Verfügung stehen, etwas zu verändern.

Die Basis sollte ein regelmäßiges Ausdauersportprogramm darstellen. Durch Ausdauersport wird Energie umgesetzt, überflüssiges Fett im Körper abgebaut, der Gesamtstoffwechsel erhöht. Neben Endorphinen wird das Glückshormon Serotonin ausgeschüttet, sodass Sie eine positive Basis für alle folgenden Unternehmungen haben. Einige Untersuchungen belegen nach körperlichem Ausdauertraining sogar eine Erhöhung des Cholezystokinins: ein geringeres Hungergefühl nach dem absolviertem Training kann für einen zusätzlich günstigen Effekt bei Übergewichtigen sorgen.

Risikofaktor hoher Blutdruck

Bei hohem Blutdruck kann in gewissen Grenzen durch regelmäßigen Ausdauersport eine Besserung erzielt werden, wobei man sich keine übertriebenen Hoffnungen machen darf. Durch Ausdauertraining allein kann der Blutdruck in der Regel nur um fünf bis zehn mmHg (das ist die Maßeinheit bei der Messung des Blutdrucks) fallen. Bei Übergewichtigen können nochmals fünf bis zehn mmHg dazukommen, wenn das Gewicht entsprechend reduziert wird, aber das ist in aller Regel erst nach einigen Monaten zu erreichen. Bis dahin gilt: Beginnen Sie so schnell wie möglich mit einer vernünftig abgestimmten Blutdrucktherapie (zum Beispiel mit ACE-Hemmern, AT-II-Blockern, Beta-Blockern oder Calcium-Antagonisten). Der rechtzeitige Einsatz von Medikamenten kann oft höhere Dosierungen oder den notwendigen Einsatz mehrerer Präparate zu einem späteren Zeitpunkt verhindern. Hierbei spielen die Barorezeptoren, die im Gehirn den aktuellen Blutdruck registrieren, eine entscheidende Rolle. Sofern der Blutdruck für etwa ein halbes Jahr erhöht ist, wird dieser Druck als »neuer Blutdruck« erkannt und zu stabilisieren versucht. Wird hier rechtzeitig entgegengewirkt, kann dieser Mechanismus jedoch außer Kraft gesetzt werden. In einigen Fällen gibt es auch weitere Ursachen für den hohen Blutdruck, die aufgespürt werden sollten, wie eine Schilddrüsenerkrankung, Nierendurchblutungsstörungen oder hormonelle Veränderungen.

Wie wichtig die »Stellgröße Blutdruck« für uns ist, zeigt folgendes Rechenbeispiel: Wenn der Blutdruck um zehn mmHg gesenkt wird (beispielsweise von 160 mmHg auf 150 mmHg), sinkt das Risiko, einen Schlaganfall zu bekommen, um 30 Prozent. Und noch ein Trost zum Schluss: Eine einmal verordnete Blutdrucktherapie muss nicht zwangsläufig auch das ganze Leben über eingenommen werden. Sofern durch gesunde Lebensweise, Gewichtsreduktion oder Ausdauersport eine günstigere Ausgangsbasis geschaffen wird, kann die Medikation oft im Verlauf reduziert, manchmal sogar vollständig abgesetzt werden. Ein Absetzen der Medikamente sollte allerdings nur nach Rücksprache mit dem Arzt erfolgen.

Risikofaktor Zuckerkrankheit

Bei der Behandlung eines Diabetes steht eine optimale Therapie im Vordergrund, die möglichst der Insulinausschüttung eines Gesunden nahekommen soll. Verzichten Sie auf eine zu hohe Insulinzufuhr, egal ob durch Tabletten oder aus der Spritze, denn zu viel Insulin macht dick. Es ist meist ein Teufelskreis: Man isst zu viel bei zu wenig körperlicher Aktivität, also steigt der Blutzuckerspiegel an. Dem wird mit höheren Insulinmengen begegnet, wodurch noch mehr Appetit entsteht, wir essen erneut mehr und benötigen noch mehr Insulin... Die einzige Lösung: optimale Ernährung und regelmäßige körperliche Aktivität. Möglicherweise können Sie die Insulinzufuhr zumindest auf ein Präparat mit kürzerer Wirkdauer umstellen.

Während meiner Zeit als Arzt im Krankenhaus verordnete ich »meinen« Diabetikern immer eine Krankengymnastikstunde. Den besonderen Motivationskick bekamen die Patienten dann durch die Messung des Blutzuckers, einmal vor und einmal nach einer Gymnastikstunde. Nach einer nur 30-minütigen Trainingseinheit mit kleinen Hanteln liegen die Werte bereits um 30 bis 40 mg/dl (Milligramm pro 100 Milliliter) niedriger! Am nächsten Tag meldeten sich die meisten Patienten von allein wieder zum Training.

Risikofaktor Rauchen

Dass Rauchen schädlich ist, ist längst bekannt. Erfreulicherweise nimmt die Zahl der Raucher ständig weiter ab, und die meisten Raucher wollen eigentlich auch aufhören, wenn sie nur wüssten wie.

Die schädliche Wirkung des Rauchens hat zwei Komponenten. Einmal wirken Schadstoffe und Teer direkt auf die Organe wie Kehlkopf, Zungengrund, Lippe oder Lunge ein. Diese ständige Reizung und Entzündung kann zur Bildung von Neoplasien, also Krebs, führen. Hier gilt: Jede Zigarette mehr bedeutet auch ein erhöhtes Risiko. Die zweite gefährliche Komponente ist das Nikotin selbst. Es bewirkt eine Schädigung der inneren Gefäßmembran, der Intima, wodurch das LDL-Cholesterin leichter passieren kann. Die sogenannten freien Radikale verbinden sich mit unseren körpereigenen Fetten, Eiweißen und gentragenden Kernsäuren und beeinträchtigen damit diese Substanzen. Das LDL-Cholesterin oxidiert, und nur in dieser Form kann es sich in die Arterienwände einlagern und zur Arteriosklerose führen. Insbesondere bei hohem LDL-Cholesterin führt Rauchen zu Gefäßschäden. Die Kombination aus hohen Fetten und Nikotin ist besonders problematisch.

Alle Ratschläge, wie man sich das Rauchen abgewöhnen kann, funktionieren nur, wenn auch die innere Einstellung entsprechend geändert wird. Die körperlichen Suchtprobleme sind in der Regel nicht so schlimm und lassen sich vorübergehend auch durch Maßnahmen wie Nikotinpflaster umgehen. Ich empfehle: Am besten jeden Tag eine Zigarette weniger, dann treten keine körperlichen Probleme auf. Neue Entwöhnungsmedikamente sind wegen einzelner Todesfälle in Verruf gekommen, und die Suchtbekämpfung mittels Akupunktur hingegen stellt wenigstens keine lebensgefährliche Methode dar. Der Erfolg hängt allerdings auch hier nur von der Willenskraft ab.

Risikofaktor Cholesterin

Vielleicht gehören Sie zu denjenigen, die im Moment noch ein hohes Cholesterin oder hohe Triglyceride haben und damit auch einem erhöhten Risiko ausgesetzt sind, an einer Gefäßerkrankung inklusive nachfolgendem Herzinfarkt, einem Schlaganfall oder Durchblutungsstörungen in den Beinen zu erkranken. Die Ursache kann in Überernährung und mangelndem körperlichem Training liegen oder ist durch einen angeborenen Stoffwechseldefekt bedingt. Immer wieder wird auch diskutiert, dass die Sollwerte von der Pharmaindustrie besonders weit nach unten gesetzt wurden, um möglichst viele Menschen mit Fettsenkern zu beliefern. Tatsächlich hat man die Fett-Schwellenwerte im Lauf der Jahre korrigiert. Wurden früher die Normalwerte aus den vorliegenden Werten von Patienten im Krankenhaus gewonnen, wo überwiegend Herz- und Gefäßkranke Blut abgaben, so bestimmte man später in Studien (die fast immer durch die Pharmaindustrie finanziert wurden) den Sollwert aus einem Kollektiv von jungen Gesunden. Der Zusammenhang von hohen LDL-Cholesterinwerten und Schlaganfall und Herzinfarkt konnte eindeutig in großen Studien belegt werden. Sie können sich nun aussuchen, nach welchem Cholesterin-Normalwert Sie sich richten möchten – der alte Normwert liegt bei 250 mg/dl, der neue Grenzwert liegt bei 200 mg/dl.

Meine Empfehlung bei erhöhten Cholesterinwerten lautet: Absolvieren Sie möglichst ein tägliches Ausdauertraining von mindestens 30 Minuten. Ernähren Sie sich cholesterin- und damit fettarm. Zusätzlich sollten Sie noch 2 bis 3 Mal pro Woche ein Muskelaufbautraining machen. Wer kein tägliches Training realisieren kann, macht eben so viel, wie für ihn möglich ist. Wenn nach drei Monaten immer noch erhöhte Werte vorliegen, sollte in Bezug auf Medikamente sehr differenziert vorgegangen werden. Die besten Studienergebnisse gibt es für das LDL-Cholesterin, das »böse« Cholesterin, das sich in die innere Gefäßmembran einbaut und die gefährlichen Plaques bildet. Auf eine medikamentöse Therapie kann unter regelmäßiger Kontrolle zunächst verzichtet werden, wenn das LDL-Cholesterin noch unterhalb von 190 mg/dl liegt, ein tägliches Bewegungstraining durchgeführt wird, kein Verwandter ersten Grades an Herzinfarkt, Schlaganfall oder anderen Gefäßerkrankungen leidet und auch sonst keine Risikofaktoren vorliegen (Diabetes, hoher Blutdruck, Plaques in den eigenen Gefäßen, Organschäden wie Herz- oder Hirninfarkt). Sofern zusätzlich einer der genannten Risikofaktoren zutrifft, sollte das LDL-Cholesterin nach drei Monaten schon unterhalb von 150 mg/dl liegen, und sobald die eigenen Gefäße betroffen sind, ist ein Wert unter 110 mg/dl anzustreben. Das funktioniert oft nur bei einer gleichzeitigen Therapie mit einem Fettsenker. Sollten Sie betroffen sein, zögern Sie nicht lange: Ein längeres Abwarten als drei Monate ist dann medizinisch schon wieder gefährlich, denn bereits in sechs Monaten können sich die Herzkranzgefäße so weit zusetzen, dass ein Herzinfarkt droht. Es hilft wenig, wenn wir alles richtig machen, täglich Sport treiben, uns aber die »Altlasten« vergangener Jahre einholen.

Risikofaktor Übergewicht

Der letzte Risikofaktor, den wir beeinflussen können, ist das Übergewicht. Oft werde ich gefragt, wann denn das Übergewicht beginne. Viele Menschen haben schon so lange ein stattliches Gewicht, dass sie sich damit angefreundet haben und es kurzerhand als ihr »Wohlfühlgewicht« deklarieren. Die früher regelmäßig angewendeten Rechenbeispiele, meist mit den Komponenten Körpergewicht und Größe, ergaben zumindest eine Leitlinie, wobei ein Body-Mass-Index von 30 oder mehr bedeutet, dass ein paar Pfunde abgenommen werden sollten.

Wichtiger als die absoluten Zahlen ist allerdings das Verhältnis von Bauchumfang zum Taillenumfang. Wenn der Bauch dicker ist, wird es Zeit, etwas dagegen zu tun. Bedenken Sie: Jede Fettzelle braucht auch Sauerstoff, will ernährt werden, braucht Herzleistung – dies alles sollten wir jedoch für unser Gehirn und unsere Muskeln einsetzen. Es gibt für diese simple Möglichkeit der Risikoeinschätzung seriöse Studien, die belegen, dass Herz- oder Gefäßerkrankungen eindeutig häufiger bei Personen mit schlechtem Bauch-Taillen-Verhältnis auftreten. Wenn wir also die ersten olympischen Ringe im Spiegel sehen: weg damit durch Ausdauertraining und richtige Ernährung!

Aspirin zur Vorbeugung?

Was bei uns erst in den letzten Jahren in die Diskussion geraten ist, wird in den USA schon lange praktiziert: Vor allem Männer ab 60 nehmen regelmäßig zum Schutz gegen Herzinfarkt und Schlaganfall Aspirin (Acetylsalicylsäure) ein. Der Gedanke ist im Prinzip gar nicht verkehrt: Acetylsalicylsäure, ein Extrakt aus der Weidenrinde, hat außer schmerzstillenden Eigenschaften auch eine wissenschaftlich bewiesene Wirkung auf das »Adhäsionsverhalten« der Thrombozyten (die kleinsten Blutplättchen), die eigentlich zum Abdichten von Wunden und kleinen Verletzungen in unserem Körper rotieren, aber auch für das Fortschreiten und die Vergrößerung von Plaques mitverantwortlich sind. Durch Aspirin kann ein weiteres Verschließen der Gefäße in gewissem Maße aufgehalten werden. Die Wirkung ist allerdings um ein Vielfaches geringer, als wenn der Blutdruck gesenkt wird. Eine Behandlung von Menschen, die schon – zumindest leichte – Gefäßveränderungen haben, ist sicherlich zu empfehlen. Der Nachteil einer ASS-Therapie ist jedoch das Auftreten von Magenschleimhautveränderungen bis hin zu Magengeschwüren und gelegentlich auch Blutungen im Magen-Darm-Trakt. Bei Unverträglichkeit oder in besonders begründeten medizinischen Ausnahmefällen stehen auch gute, allerdings teure Alternativpräparate zur Verfügung, die bei besonders schwer Betroffenen sogar noch eine bessere Wirkung haben sollen.

Gesund – und doch zum Arzt?

Gar keine Frage: Durchtrainierte Menschen haben tatsächlich weniger Krankheiten als andere. Dennoch kann es natürlich auch bei ihnen zu plötzlichen kritischen Situationen kommen. Ich möchte Ihnen einige Beispiele nennen.

Ein 28-jähriger, den wir zwei Jahre zuvor gründlich durchgecheckt hatten, starb über Nacht. Der sportliche junge Mann hatte am Abend Luftnot verspürt, als er zu Hause die Treppe hochsteigen wollte. In der Nacht spürte er dann ein Brodeln in der Lunge, und der Notarzt konnte kurze Zeit später nur noch den Tod feststellen. Wahrscheinliche Ursache für diesen Verlauf war eine akute Herzschwäche, zum Beispiel durch eine Virusinfektion oder rheumatisches Fieber. Vorausgegangen war ein harmloser grippaler Infekt etwa eine Woche vorher, dabei könnten Erreger, die zum Beispiel eine Mandelentzündung verursachen, auch das Herz befallen haben. Manchmal werden dabei auch die Herzklappen zumindest teilweise zerstört, und über ein sogenanntes Lungenödem kommt es zur Ansammlung von Flüssigkeit in der Lunge und zu Luftnot.

Der junge Mann hatte von sich aus bereits eine Woche lang mit dem Training ausgesetzt, denn er wusste vermutlich, dass ein fieberhafter Infekt ein körperliches Training verbietet. Nach den neuesten Empfehlungen soll sogar vier Wochen lang kein Sport getrieben werden.

Wichtig ist, den eigenen Körper genau zu beobachten und umgehend einen versierten Arzt aufzusuchen, sobald Auffälligkeiten auftreten. Die leichte Luftnot beim Treppensteigen hätte dem jungen Mann schon ein Hinweis sein müssen, und rasselnde Geräusche in der Lunge sind ein unbedingtes Notfallsignal.

In seltenen Fällen kann besonders gute Fitness eine Diagnose sogar verschleiern, wie das folgende Beispiel zeigt.

Ein gut trainierter 35-jähriger Mann kam wegen eines auffälligen EKG in die kardiologische Ambulanz. Er hatte einige Wochen zuvor eine Kniegelenks-Operation hinter sich gebracht und nun, ohne es zu merken, eine Beinvenenthrombose und eine Lungenarterienembolie entwickelt. Das Gerinnsel in einer großen Vene am Bein hatte sich gelöst und eine Lungenhälfte komplett verlegt. Der Patient hatte die Unterschenkelschwellung auf die Kniegelenks-

Operation zurückgeführt und litt noch nicht einmal an Luftnot. Jeder Untrainierte wäre an den Folgen dieser schweren Erkrankung sofort gestorben, doch durch die entsprechend gute Herzleistung hat sein Herz diese akute Belastung unbeschadet überstanden. In diesem Fall wäre es natürlich besser gewesen, wenn früher auf die Schwellung am Unterschenkel reagiert worden und die Thrombose schon im Frühstadium mit blutverdünnenden Medikamenten behandelt worden wäre. Eine Duplex-Sonografie der Beinvenen hätte hier am schnellsten Klarheit gebracht.

Ein 62-Jähriger, der sein ganzes Leben lang Sport getrieben hat, wollte an einem Triathlon teilnehmen. Bereits drei Tage vor dem Start bekam er eine Schwellung an den Unterschenkeln, die ihn allerdings nicht davon abhielt, zum Wettkampf anzutreten. Er zeigte nicht die gewohnte Leistung und fühlte sich müde. Fünf Tage nach dem Wettkampf litt er plötzlich unter einem starken Druck in der Brust und Luftnot und wurde als Notfall ins Krankenhaus gebracht. Seine Schmerzen besserten sich durch die Verabreichung von Nitrospray, und das EKG zeigte Veränderungen, die auf einen frischen Herzinfarkt hinwiesen. Ein weiterer Test zeigte zudem Veränderungen am Herzmuskel. Wie sich später herausstellte, hatte der Patient eine Myokarditis, also eine Herzentzündung.

Hätte er sich wegen seiner geschwollenen Unterschenkel sofort in fachgerechte Behandlung begeben, wären ihm alle unangenehmen Folgen erspart geblieben. Vermutlich bestand die Entzündung des Herzmuskels bereits drei Tage vor dem Wettkampf. Der Wettkampf selbst war für den Patienten daher äußerst gefährlich und hätte durch Herzrhythmusstörungen auch zum akuten Herztod führen können.

Nach einer Schonungsphase und der Behandlung mit Antibiotika konnte der Patient einige Monate später wieder Sport machen.

Symptome, bei denen Sie Ihren Arzt aufsuchen sollten:

- Stiche in der Brust oder ein Engegefühl im Brustkorb, manchmal auch nur Schmerzen im Unterkiefer, in der Schulter oder im Oberbauch;
- Luftnot, die nicht eindeutig eingeschätzt werden kann und sich dann auch nicht nach Inhalation des bereits verordneten Medikamentes bessert;
- Bauchschmerzen und gegebenenfalls Veränderung des Stuhlgangs wie Blut im Stuhl oder schwarzer Stuhlgang, ebenso Durchfall mit einer Stuhlfrequenz von mehr als dreimal pro Tag, der sich nicht nach kurzer Zeit bessert;
- unklare Übelkeit oder Schwindel bei Belastung, auch Sehstörungen oder Flimmern vor den Augen, ein unregelmäßiger Pulsschlag;
- Schmerzen in den Beinen (meist in den Unterschenkeln), die nicht eindeutig als Muskelkater erkannt werden und nach spätestens zwei bis drei Tagen nicht von selbst verschwinden, verbunden mit einer Umfangsvermehrung (Schwellung), Rötung oder Überwärmung;
- Schwellungen oder Rötungen im Bereich der Gelenke, schmerzhafte Gelenkbewegungen oder neu auftretende Geräusche oder Gelenkknacken bei Bewegung;
- Flüssigkeitsansammlungen in den Unterschenkeln oder im Bereich der Augenlider oder der Hände (Am Bein erkennt man Wassereinlagerungen am besten durch einen circa 5-sekündigen Druck gegen das Schienbein – bleibt die Delle einige Sekunden, handelt es sich fast immer um Wasser.);
- Beschwerden, die bisher noch nie aufgetreten sind, insbesondere bei Fieber.

Häufige Fragen

Kann ich trotz hohen Blutdrucks Sport machen?

Die Antwort lautet eindeutig ja. Ausdauersport kann sich positiv auf das Blutdruckverhalten auswirken und Gefäßerkrankungen minimieren. Die einzige Bedingung ist: Der Blutdruck sollte gut eingestellt sein und im Ruhezustand systolisch (das ist der obere Wert) zwischen 120 und 140 mmHg und diastolisch (der untere Wert) zwischen 60 und 80 mmHg liegen, ganz gleich durch welche Maßnahmen. Unter Belastung darf der Blutdruck dann weiter ansteigen und sollte fünf Minuten nach Belastung wieder auf das normale Niveau zurückkommen. Bei einer Belastungsuntersuchung kann der Arzt das Blutdruckverhalten optimal einschätzen, aber auch Sie können Ihren Blutdruck im Ruhezustand und fünf Minuten nach Belastung messen. Wenn diese Eckdaten stimmen, gibt es keine Einschränkungen für sportliche Aktivitäten.

Asthma und Sport – verträgt sich das?

Hier verhält es sich nicht ganz so wie beim Blutdruck. Unter Belastungsbedingungen kann sich Asthma verschlimmern und extreme Luftnot hervorrufen. Eine Lungenfunktionsstörung sollte deshalb so früh und so optimal wie möglich behandelt werden, bevor Sie mit dem Training beginnen. In den meisten Fällen reicht dazu eine Inhalationstherapie, und der Bronchialwiderstand normalisiert sich nach vier bis sechs Wochen. Allerdings sollte die auslösende Ursache für eine Lungenkrankheit beseitigt werden – in der Regel ist das noch immer Nikotinmissbrauch oder allergisches Asthma. Bei Letzterem kann die Allergieursache durch einen Allergietest bestimmt werden. Nur in seltenen Fällen müssen noch andere Präparate wie Theophyllin oder Cortison zum Einsatz kommen.

Sportler sollten ein schnell wirksames Notfallpräparat zur Inhalation bereithalten.

Herzinfarkt und Sport?

Diese Frage ist nicht eindeutig zu beantworten, denn es hängt es vor allem von der Größe des Infarktes und der noch erhaltenen Pumpfunktion des Herzens ab, ob und in welchem Ausmaß Sport getrieben werden kann. Bei den meisten Betroffenen kann ein leichtes Ausdauertraining die Gesamtprognose deutlich verbessern. Um hier den richtigen Weg zu finden, werden die meisten Patienten unmittelbar nach dem Infarkt in Reha-Einrichtungen geschickt oder ambulant betreut. Der zuständige Herzspezialist sollte in Kenntnis des Echos (Ultraschall des Herzens) Eckdaten als Belastungsgrenze festlegen. Keinesfalls darf das Training in den ersten Wochen übertrieben werden, da sonst die Gefahr besteht, dass die Infarktnarbe nicht »fest« wird und sich eine gegenläufige Wandbewegung bei jeder Anspannung des Herzens ausbildet, die die Pumpfunktion negativ beeinflusst. Anfangs bietet sich ein sogenanntes Koronar-Sportprogramm an. Vereine bieten oft in Zusammenarbeit mit Krankenkassen ein Training an, das unter ärztlicher Aufsicht absolviert wird. Einziger Nachteil solcher Einrichtungen sind oft die eingeschränkten Trainingszeiten (meist einmal pro Woche) – eine so geringe Trainingsfrequenz reicht weder zum Aufbau der Muskulatur, noch zur Verbesserung der Ausdauerbelastung. Man sollte also nach einigen Monaten und nach Rücksprache mit dem Arzt ein eigenständiges, mehrfaches wöchentliches Training anstreben.

Trainingsfrequenz unter Medikation

Für alle, die bereits Medikamente gegen hohen Blutdruck oder andere Herzmedikamente einnehmen, stellt sich die Frage: Wie hoch ist mein optimaler Trainingspuls? Dabei sind viele Medikamente neutral in Bezug auf die Herzfrequenz, etwa die ACE-Hemmer, AT-II-Blocker und viele Calcium-Kanalantagonisten. Die häufigsten Medikamente, die die Herzfrequenz bremsen, sind Betablocker, Digitalispräparate (meist Digoxin oder Digitoxin), Calciumkanalblocker vom Verapamil- oder Diltiazem-Typ und Antiarrhytmika wie Amiodaron, Flecainid, Propafenon, Chinidin.

Bei gleichzeitiger Einnahme dieser Medikamente liegt der Grenzpuls meist 10 bis 20 Prozent unterhalb des üblichen Wertes. Da die Wirkung der Medikamente aber bei jedem Einzelnen verschieden ist, kann keine rechnerische Anpassung erfolgen. Wenn Ihr behandelnder Arzt keine eindeutige Empfehlung aufgrund bereits vorliegender Daten geben kann, sollten Sie möglichst früh eine Leistungsdiagnostik zum Beispiel durch einen Laktat-Test oder Spiroergometrie durchführen lassen. Sie laufen sonst Gefahr, viele Wochen ohne einen wirklichen Trainingserfolg zu vergeuden.

Optimales Training und trotzdem keine Leistung?

Wenn Ihr medizinischer Check-up bereits einige Zeit zurückliegt oder Sie noch nie einen haben durchführen lassen, sollten Sie in diesem Fall folgende Untersuchungen anstreben: Echo (Herzultraschall) zur Beurteilung der Herzleistung der Herzklappen, Belastungs-EKG zur Beurteilung der Koronararterien und des Blutdruckverhaltens und die Überprüfung der Lunge zur Sicherung einer optimalen Lungenfunktion. Falls diese Parameter alle in Ordnung sind, müsste noch eine Blutuntersuchung durchgeführt werden: ein kleines Blutbild (zum Ausschluss einer Bluterkrankung und eines gravierenden Eisenmangels), eine Überprüfung der Schilddrüsenfunktion (TSH und T4 oder FT4, denn eine

Schilddrüsenüber- oder unterfunktion können auch bremsen) und gegebenenfalls noch BSG, Krea, Kalium und GPT (siehe auch den *Fitness-Check-up* ab Seite 82).

Wenn alle diese Untersuchungen unauffällig sind – eine versierte Praxis braucht dafür gerade einmal eine Stunde –, muss das Training genau analysiert und möglicherweise umgestellt werden, oder Sie lassen gleich eine Leistungsdiagnostik durchführen. In seltenen Fällen muss aber auch eine unsinnig hohe Betablocker-Medikation gegen eine Kombinationstherapie getauscht werden. Wichtig: Setzen Sie Betablocker nie sofort ab. Diese Medikamente müssen immer langsam »ausgeschlichen« werden, damit es kein Herzrasen und keine Komplikationen gibt.

Optimales Training und trotzdem keine Gewichtsabnahme?

Medizinische Gründe für eine fehlende Gewichtsabnahme sind eher selten. Bei Frauen hängt eine Gewichtszunahme oft mit der Einnahme von meist östrogenhaltigen Medikamenten zusammen. Die Antibabypille simuliert dem Körper eine Schwangerschaft, und entsprechend verändert sich der Körper. Bei vielen Frauen wird dabei vermehrt Wasser im Gewebe eingelagert, was zu einer leichten Schwellung der Unterschenkel führen kann. Gleiches gilt für Hormonpräparate, die während der Wechseljahre eingenommen werden. Man sollte diesen Effekt nicht überbewerten, in manchen Fällen kann eine Umstellung der Hormonpräparate allerdings eine Gewichtsabnahme begünstigen. Sehr häufig werden mir Fragen nach einer Störung der Schilddrüsenfunktion gestellt. Meine Praxis liegt in einem ehemaligen Jodmangelgebiet (das Trinkwasser kam früher aus einer Talsperre, und Oberflächenwasser enthält kein Jod), deshalb haben in der Region viele Menschen Schilddrüsenprobleme. Längst nicht jede Störung führt jedoch zu einer Gewichtszunahme, nur bei einer Unterfunktion der Schilddrüsen kommt es zu einer ungewollten Gewichtszunahme. Die häufigste Ursache der Schilddrüsenunterfunktion ist entweder eine Entfernung von Teilen der Schilddrüse durch Operation oder Bestrahlung; ein Schilddrüsenhormon muss dann durch Tabletten zugeführt werden. Eine Schilddrüsenentzündung kann durch das »Auffressen der eigenen Schilddrüsenzellen« anfangs manchmal zu einer Überfunktion, dann aber ebenfalls zu einer Unterfunktion führen. Gleicht man den Mangel an Schilddrüsenhormon dann vorsichtig durch Tabletten aus, normalisiert sich die Funktion. Durch die eingenommenen Hormone nimmt man jedoch keinesfalls zu. Schilddrüsenhormone und weibliche Geschlechtshormone (wie Östrogen oder Progesteron) sind etwas grundsätzlich anderes.

Bei Diabetikern kann eine sogenannte »Insulinmast« zu mangelnder Gewichtsabnahme beitragen. Durch zu hohe Insulinmengen, oft durch Gegenregulationen bei Unterzuckerung während der Nacht, kommt es zu verstärktem Appetit und zu einer anabolen Stoffwechsellage, die zur Gewichtszunahme führt. Der gleiche Effekt kann auch durch bestimmte Diabetes-Tabletten hervorgerufen werden.

Achten Sie in diesem Fall auf eine konsequente Umstellung der Nahrung und regelmäßiges Ausdauertraining. Wenn dann die Blutzuckerwerte wieder fallen, reduzieren Sie die Insulinmenge oder die Tabletten. Hier muss man sich vorübergehend sehr diszipliniert verhalten, um den Teufelskreis aus immer höheren Insulinmengen und immer mehr Gewicht zu durchbrechen.

Zuweilen kommt es auch zu einer krankhaften Wassereinlagerung, zum Beispiel durch Nierenfunktionsstörung, Herzschwäche oder Venenerkrankungen beziehungsweise Lympherkrankungen, wobei sich in der Regel Schwellungen an den Unterschenkeln bilden. Hier muss den Ursachen auf den Grund gegangen werden – meist ist die schnelle Gewichtszunahme das auffälligste Merkmal.

Wenn Sie an einem Tag mehr als 500 Gramm zunehmen, handelt es sich in der Regel um Flüssigkeit.

Sportverletzungen

Die meisten Sportverletzungen entstehen durch einen akuten Unfall. Die Verletzungen sind meist genau die gleichen, die auch im Alltag passieren, und sie werden vom Arzt auch genauso behandelt. Eine Heilung dauert bei einem Sportler genauso lang wie bei einem untrainierten Menschen; mit etwas Glück kommt der Sportler allerdings aufgrund seiner Muskelreserven etwas schneller wieder »in Gang«. Wenn zu frühzeitig wieder mit einer Belastung begonnen wird, kann es zu einer Verlängerung der Heilungszeit oder sogar zu Komplikationen kommen. Um die Muskulatur während der Dauer der Verletzung zu erhalten, können Sie eine krankengymnastische Übungsbehandlung bei jeder Therapie miteinbeziehen; eine vorübergehende Elektrostimulation der »ausgeschalteten« Muskulatur ist auch eine gute Alternative.

Das Hauptproblem des Sportlers oder des Trainers besteht darin, bei einer Verletzung ohne ärztliche Hilfe zu entscheiden, ob sie so schwerwiegend ist, dass der Sport sofort unterbrochen werden muss, und ob eine weitergehende ärztliche Abklärung erforderlich ist.

Die häufigsten Verletzungen beim Sport sind Hautverletzungen. Sofern der Sportler gegen Tetanus geimpft ist, sollte die Wunde durch ein keimtötendes Spray oder einen sterilen Verband, oft reicht ein Pflasterverband, abgedeckt werden. In den meisten Fällen können Sie dann Ihr Training fortsetzen. Wichtig ist in jedem Fall ein ausreichender Impfschutz – bei Tetanus ist eine Auffrischung nur alle fünf bis zehn Jahre erforderlich.

Bei größeren Platz-, Stich- oder Schnittwunden gehen Sie bei der Erstversorgung zunächst ähnlich vor: die Wunde sollte keimfrei abgedeckt und das betroffene Körperteil hoch gelagert werden, dadurch sinkt der Blutdruck in der entsprechenden Region, und die Wunde blutet weniger. Über die weitere Behandlung muss ein Arzt entscheiden.

Größere Hautwunden können frühestens nach drei Wochen wieder mechanisch belastet werden.

Hautblasen entstehen durch ständigen Druck oder Reiben, sodass sich die obersten Hautschichten von den darunterliegenden abheben und sich mit Gewebsflüssigkeit oder Blut füllen. Die entstandene Flüssigkeit kann nach Desinfektion mit einer sterilen Kanüle abpunktiert werden. Die alte Haut sollte als Infektionsschutz aber noch belassen und nur keimfrei abgedeckt werden.

Durch chronische Belastung entstehen oft auch Schwielen, eine hornartige Wucherung der obersten Hautschichten. Sie müssen besonders gepflegt werden, da durch rissige Schwielen Bakterien in den Körper eindringen und zu schwerwiegenden Komplikationen führen können. Polstern Sie die Schwielen und lassen Sie sie eventuell durch einen Arzt behandeln.

Verbrennungen sollten unter fließendem Wasser 10 bis 20 Minuten lang gekühlt und anschließend sauber und steril abgedeckt werden. Bitte tragen Sie bei der Akutbehandlung keine Salben oder Puder auf. Bei größeren Verbrennungen (mehr als fünf mal fünf Zentimeter) ist eine ärztliche Versorgung notwendig.

Prellungen entstehen durch stumpfe Gewalteinwirkung, ohne dass es zu einer Durchtrennung der elastischen Hautoberfläche kommt. Weichteile werden entweder direkt gequetscht oder gegen harte Strukturen, meist Knochen, gedrückt, was zu Rissen im Unterhautgewebe führen kann. Durch die Gewalteinwirkung zerreißen kleinere Blutgefäße, Blut kann in die Zellzwischenräume austreten – ein Bluterguss entsteht. Am häufigsten sind Hautprellungen, bei denen sich der Erguss auf das Unterhautgewebe beschränkt, was dann zu der typischen Blaufärbung und Schwellung führt.

Abhängig von der Intensität der Gewalteinwirkung können aber auch andere Gewebe, zum Beispiel ein Muskel, geprellt werden. Muskelprellungen sind nicht nur äußerst schmerzhaft; bei unsachgemäßer Behandlung (einer zu frühen Anwendung von Wärme oder Massage) kann es sogar zu Verkalkungen oder Verknöcherungen kommen, da das ausgetretene Blut nicht ausreichend resorbiert werden kann. Prellungen der Gelenke können zu Gelenkergüssen und zu Blutergüssen im Gelenk führen. Prellungen werden im Haut- und Muskelgewebe normalerweise nach fünf bis zehn Tagen wieder von allein abgebaut.

Wichtig: Zur Behandlung von Prellungen sollten Sie sofort Kälte anwenden (Kältespray oder einen Beutel mit Eis/Wasser-Gemisch oder ein Coolpack), die geschädigte Stelle möglichst komprimieren, hoch lagern und ruhig stellen.

Nur in seltenen Fällen kommt es zu Prellungen der inneren Organe, die jedoch in jedem Fall eine schwere Verletzung darstellen. Sie können nur durch Ultraschall gezielt erkannt werden, und es muss schon bei dem geringsten Verdacht eine umgehende ärztliche Untersuchung erfolgen.

Muskelkrämpfe treten häufig auf und werden meist durch einen Elektrolytmangel (Mineralstoffmangel) ausgelöst, oft jedoch auch durch ein Gefäßleiden. Unterbrechen Sie das Training sofort und dehnen Sie den betroffenen Muskel kräftig zehn bis 20 Sekunden lang. Anschließend können Sie ihn leicht massieren oder wärmen. Wenn Sie häufiger mit Muskelkrämpfen zu tun haben, hilft Ihnen sicherlich eine regelmäßige Magnesiumzufuhr. Bringt eine fünftägige Magnesiumzufuhr von 1 800 Milligramm zweimal täglich keine Besserung, sollten Sie durch eine Farbdoppler-Sonografie ausschließen lassen, dass es sich um ein Gefäßleiden handelt.

Muskelfaserrisse entstehen besonders dann, wenn kalte, relativ untrainierte Muskeln plötzlich Hochleistungen bringen sollen. Oft reicht eine unkoordinierte Bewegung, und schon ist es passiert: Ein oder mehrere Muskelstränge reißen, Blut schießt in den

Muskel ein und ein starker Schmerz macht das Anspannen des Muskels nicht oder kaum mehr möglich. An der verletzten Stelle ist manchmal eine Delle tastbar. Deshalb ist es wichtig, sich vor dem Training aufzuwärmen.

Sie sollten die betroffene Stelle sofort kühlen und wenn möglich das Bein oder den Arm hoch lagern. Ein unterstützender Verband kann Linderung bringen, anschließend muss ein Arzt aufgesucht werden. Die Heilungsphase dauert etwa drei Wochen.

Eine Muskelzerrung hat ganz ähnliche Ursachen wie ein Muskelfaserriss. Glücklicherweise werden Muskelfasern oder Bindegewebe dabei nur überdehnt und nur einzelne Muskelfasern verletzt. Plötzlich schmerzt der Muskel unter der Belastung, fühlt sich hart an, das Bindegewebe wird heiß und Blut tritt in das umgebende Gewebe ein. Die Akutbehandlung ist die gleiche wie beim Muskelfaserriss.

Die schlimmste Muskelverletzung ist ein kompletter Muskelabriss, der ähnlich wie ein Muskelfaserriss entsteht. Oft können anschließend bestimmte Bewegungen nicht mehr ausgeführt werden – eine Ausnahme ist dabei der Abriss des kurzen Bizeps-Muskels am Oberarm. Da dieser Muskel doppelt angelegt ist, wird der Bewegungsausfall im Alltag oft nicht bemerkt. Akut können Sie wieder mit Kälte und einem Kompressionsverband behandeln, ein Muskelabriss muss aber oft operiert werden.

Die harmloseste, aber häufigste Komplikation unserer Muskulatur ist die Muskelverhärtung: Der Muskel wird durch ungeschickte Bewegungen oder durch chronische Anspannung in Stresssituationen gereizt und die Muskelfasern ballen sich zusammen. Oft treten Muskelhärten im Bereich der Rückenstreckmuskulatur auf und können die Ursache von chronischen Rücken- und Spannungskopfschmerzen sein. Die Behandlung besteht in diesem Falle ausnahmsweise in Wärmeanwendung, Massagen und entzündungshemmenden Salben oder Tabletten.

Als Muskelkater bezeichnet man Muskelschmerzen, die normalerweise nach circa zwölf Stunden auftreten und einer ungewohnten größeren Belastung folgen. Die Schmerzen werden am nächsten Tag meist noch etwas unangenehmer und gehen dann allmählich zurück, bis sie nach drei bis fünf Tagen völlig verschwunden sind. Typisch ist, dass Muskelkater nicht im Ruhezustand zu spüren ist, sondern nur dann, wenn der betroffene Muskel bewegt wird. Früher glaubte man, der Muskelkater würde durch eine Anhäufung von Milchsäure im Muskel entstehen. Nach heutiger Auffassung liegt die Ursache vermutlich aber in einer Überdehnung oder in kleinen Zellverletzungen, wobei überwiegend die elastischen Muskelbestandteile betroffen sind. Ein kleiner Trost: Wenn sich das Gewebe erst wieder erholt hat, entsteht bei der gleichen Belastung kein erneuter Muskelkater. Wohltuend bei dieser Art von Schmerz sind ein warmes Bad und lockernde Gymnastik.

Unsere Bänder sind Hilfseinrichtungen des Körpers, die sich als derbe und blutgefäßarme Stränge von einem Knochen zum anderen ziehen und das Gelenk damit stabilisieren. Sie sind im Allgemeinen nur wenig elastisch und leiern aus oder reißen ganz, wenn sie überdehnt werden. Bei der Verletzung der Bänder gibt es mehrere Schweregrade.

Die erste Stufe ist die Bänderdehnung, bei der einzelne Fasern des Bandes überdehnt sind, ohne dass es zu einer Instabilität des Gelenkes kommt. Bei stärkerer Belastung kommt es zu einem Bandanriss, bei dem so viele Fasern der Bänder zerstört werden, dass das Gelenk mehr oder weniger instabil wird. Die schwerste Form ist schließlich der vollständige Bänderriss, bei dem alle Fasern zerrissen sind. Das Gelenk wird dadurch in eine falsche, vorher nicht mögliche Richtung aufklappbar. In seltenen Fällen, besonders bei jungen Menschen, kommt es zu einem knöchernen Abriss, bei dem ein Knochenstückchen in dem Bereich mit herausgerissen wird, an dem das Band ansetzt.

Die Akutbehandlung bei allen Bandverletzungen ist zunächst Ruhigstellung, Kühlung und Hochlagerung. Bei der anschließenden ärztlichen Untersuchung kann dann oft schon eine Gelenkinstabilität erkannt werden. Die früher durchgeführten Röntgenaufnahmen werden heute durch Sonografie und MRT (Kernspintomografie) ersetzt, bei denen die Bänder und Weichteile auch direkt dargestellt werden können. Oft wird im Anschluss eine Operation nötig sein, sofern es sich aber nur um ein »unwichtiges« Band handelt, wird in jüngster Zeit nur eine funktionelle Behandlung mit der Fixierung des Gelenkes durchgeführt.

Gelenkverletzungen durch Stauchung oder Verdrehen der Gelenke sind sehr komplex, und da Knorpelzellen etwa ab dem 25. Lebensjahr nicht mehr nachwachsen, sodass einmal eingetretene Gelenkverletzungen nur noch durch das biologisch minderwertige Narbengewebe ersetzt werden können, ist es sehr wichtig, bei allen Trainingseinheiten unbedingt durch eine langsame Steigerung der Belastung eine Schädigung der Gelenke zu vermeiden.

Exemplarisch sei hier noch die häufige Meniskusverletzung am Kniegelenk erwähnt: Zwei halbmondförmige knorpelige Meniskusscheiben liegen wie Stoßdämpfer zwischen den beiden Knochenrollen des Kniegelenkes und müssen jede Unebenheit des Bodens abfedern. Die Bänder halten die Gelenkteile straff in Form. Wenn sich das Bein nach einer abrupten Drehbewegung plötzlich nicht mehr durchdrücken lässt oder anschwillt und heiß wird, ist der Meniskus meist an- oder durchgerissen. Oft sind auch noch die Kreuz- oder Seitenbänder im Knie überdehnt oder gerissen. Akut sollte das Bein ruhig gestellt und gekühlt werden. Auf keinen Fall darf das Gelenk mit Gewalt gestreckt werden – gehen Sie besser sofort zum Arzt.

Gelenkverletzungen dieser Art heilen meist erst nach drei bis sechs Monaten aus.

Ernährung

»Du hast es gut, du kannst essen, was du willst!«

Wie oft habe ich das schon gehört, und dabei trifft gerade dieser Satz auf mich überhaupt nicht zu. Deshalb musste ich jemanden wie Ulrich Riess treffen. Wieder einmal war es André Albrecht, der mich mit der Botschaft »Du isst zu wenig, und dann auch noch das Falsche!« empfing, als ich einmal mehr abgemagert von einem Abenteuer zurückkehrte.

Jeder Mensch, auch ich, kann ein Strich in der Landschaft werden, praktisch von allein – wenn man seinen Körper zur Leistung antreibt.

»Junge (oder auch Mädchen), bald wird es kalt draußen, da kann man ein paar Pfunde mehr gebrauchen!« – wer hat diesen Satz in seiner Kindheit nicht von der Großmutter gehört. Richtig, der Körper braucht mehr Energie, um die Körperwärme konstant zu halten, die Muskeln brauchen mehr Energie, um ihre Arbeit vernünftig verrichten zu können. Als ich von einem meiner Kälteabenteuer zurückkam, hatte ich lockere 16 Kilogramm in einem Monat verloren. Da ich aber für die nächsten Jahre schon wieder neue Pläne schmiedete, die durchaus auch in den kälteren Regionen der Welt umgesetzt werden sollten, musste endlich eine Lösung her, und zwar von einem, der sich wirklich auskennt und als Fachmann für Ernährung sein Handwerk versteht. So begann die Freundschaft zu Ulrich Riess.

Auch bei der Ernährung galt es für mich, mehrere Stufen zu nehmen. Zuerst verabschiedete ich mich davon zu glauben, schon alles zu wissen. Niemandem fällt es leicht, wieder ein gelehriger Schüler zu sein ... Dann muss sich das Vertrauen entwickeln, jemandem ohne Diskussion einfach einmal zu glauben. Und wenn man losgelassen und vertraut hat, soll man auch noch an der Umsetzung mitarbeiten? Das scheint ein mühevoller Weg zu sein.

Ich darf nach diesem Lernprozess sagen, dass ich für alle Mühen einen hohen Gegenwert erhalten hatte. Seit ich in puncto Ernährung Seite an Seite mit Ulrich Riess zusammenarbeite, bin ich sowohl hinsichtlich meiner Leistungsfähigkeit als auch meiner Lebensqualität gleich mehrere Stufen nach oben gestiegen.

Wie ernähren wir uns optimal? (Ulrich Riess)

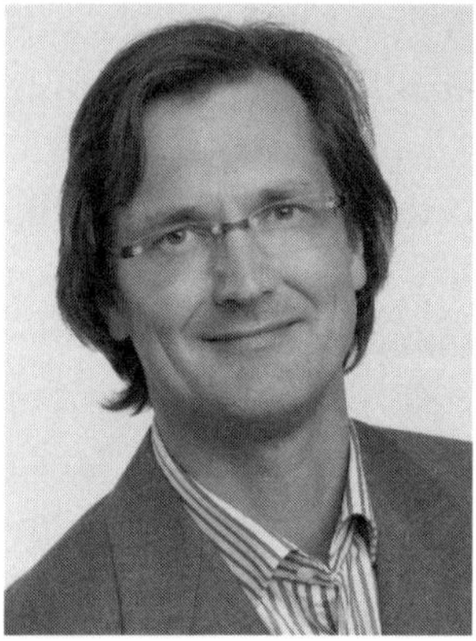

Zumindest in dem uns bekannten Teil des Universums ist es ein Naturgesetz, dass Energie weder aus dem Nichts erzeugt noch vernichtet werden kann: Die Menge der vorhandenen Energie bleibt stets konstant. Dieser Zusammenhang ist beschrieben im ersten Hauptsatz der Thermodynamik. Er besagt außerdem, dass jede Energieform, also Nahrungsenergie, chemische Energie und elektrische Energie in Wärme überführt werden kann. Ein System, das die Energie, die es für seinen Antrieb benötigt, selbst produziert (das wäre dann ein »Perpetuum mobile«), ist nicht vorstellbar. Man muss jedem System ständig Energie zuführen, um es am Laufen zu halten.

Die Kalorie ist eine Maßeinheit für die Energie von Nährstoffen. Als Einheit hat man diejenige Energiemenge gewählt, die benötigt wird, um 1 Gramm Wasser von 14,5 auf 15,5 Grad Celsius zu erwärmen, daher der Begriff Kalorie (von lateinisch calor). Wenn es nicht um Fragen der Ernährung geht, etwa in Physik und Chemie, wird die Einheit Joule bevorzugt, da sie unabhängig von Druck und Temperatur ist. 1 Joule ist die Energiemenge, die benötigt wird, um 1 Kilogramm mit einer Kraft von einem Newton um einen Meter zu bewegen. Es gilt folgende Formel: 1 Kalorie = 4,184 Joule beziehungsweise 1 Joule = 0,239 Kalorien. Auf Lebensmittelverpackungen ist aber im Allgemeinen die Einheit Kalorie angegeben. Träger der Energie ist die Nahrung; beim Essen führt man dem Körper Energie zu. Unser Körper benötigt zum einen Energie, um die Körpertemperatur konstant zu halten, weil die Stoffwechselprozesse nur innerhalb eines bestimmten Temperaturbereichs ablaufen. Hierfür werden etwa 60 Prozent der Energie benötigt. Zum anderen gewährleistet die Energiezufuhr die Organfunktionen, die etwa 40 Prozent der Energie verbrauchen.

Die drei wichtigsten Nährstofftypen sind Kohlenhydrate, Proteine und Fette. Wenn man nur ihre Funktion als Energieträger betrachtet, ergibt sich nach dem Energiegehalt folgende Einteilung:

Kohlenhydrate:	4,1 Kalorien pro Gramm
Proteine:	4,1 Kalorien pro Gramm
Fett:	9,3 Kalorien pro Gramm

Man nennt diesen Energiegehalt den physiologischen Brennwert der Nährstoffe. Fett besitzt die mit Abstand höchste Energiedichte: Mit der gleichen Nahrungsmenge einer aus Fett bestehenden Mahlzeit nimmt man mehr als doppelt so viel Energie auf wie mit der gleichen Menge einer aus Kohlenhydraten bestehenden Mahlzeit. Unsere wichtigsten Energieträger sind dennoch die Kohlenhydrate, weil Kohlenhydrate auf der Erde den größten Anteil an Nährstoffen darstellen und sie eine schnellere Energiebereitstellung ermöglichen als Fett. Es war daher ein sinnvoller Anpassungsvorgang im Lauf der Evolution, dass die Zellen des wichtigsten Organs, nämlich des Gehirns, vorzugsweise auf diejenigen Nährstoffe zurückgreifen, die am häufigsten vorhanden sind. Die Energiegewinnung aus Proteinen hingegen ist aufwändig und spielt normalerweise nur im extremen Hungerzustand eine Rolle. Auch dies ist eine sinnvolle Anpassungserscheinung, da Proteinverlust zum Abbau der Muskelmasse und somit zu Kraftverlust sowie zum Verlust von Nervenzellen führt. Die Energiegewinnung aus Fetten stellt gleichsam einen Mittelweg dar: Fette werden verbraucht, wenn die Kohlenhydratreserven in Leber und Muskulatur aufgebraucht sind. Da die Speicherkapazität der Leber klein ist und die Kohlenhydrate in der Muskulatur nur für die Muskelzellen genutzt werden können (aufgrund eines fehlenden Enzyms können sie die Muskelzellen nicht verlassen), wird bei längerer Belastung ein immer größerer Anteil der Energie aus der Fettverbrennung gewonnen. Wenn das nicht so wäre, hätte Ausdauersport zum Zweck der Gewichtsreduktion keinen Sinn.

Hunger

Ein profaner Grund für die Nahrungsaufnahme ist Hunger. Wie dieses Gefühl genau zustande kommt, ist immer noch höchst unklar – was man unter anderem daran erkennen kann, dass es andernfalls längst geeignete Medikamente gäbe, um den Hunger wirksam zu kontrollieren und das Abnehmen zu erleichtern. Über die Entstehung des Hungergefühls gibt es verschiedene Theorien. Eine Theorie (die thermostatische Theorie) geht davon aus, dass die Umgebungstemperatur einen gewissen Einfluss auf das Hungergefühl besitzt, was mit der Beobachtung übereinstimmt, dass bei hohen Außentemperaturen der Appetit abnimmt. Es liegt nahe, vor allem den Hauptnährstoffen selbst einen Einfluss auf die Regulierung der Nahrungsaufnahme zuzuweisen. Die lipostatische Theorie basiert daher auf der Annahme, ein hoher Fettsäurespiegel im Blut sowie ein Anwachsen der Fettdepots führen zur Sättigung. Die aminostatische Theorie hingegen besagt, dass ein hoher Aminosäurespiegel diesen Effekt habe. Welche Bedeutung diese drei Theorien im Einzelnen haben, ist noch weitgehend unklar. Da Kohlenhydrate den wichtigsten Nahrungsbestandteil darstellen, herrscht Einigkeit darüber, den zentralen Einflussfaktor auf das Hungergefühl im Blutzuckerspiegel zu sehen. Diese Theorie (glucostatische Theorie) geht davon aus, dass ein hoher Blutzuckerspiegel zu Sättigung führt, während sein Abfall das Hungergefühl auslöst. Für die Ernährung folgt daraus eine wichtige Regel:

Nahrungsmittel, die zu einem schnellen Abfall des Blutzuckerspiegels führen, verursachen eine häufige Nahrungsaufnahme, während Nahrungsmittel, die den Blutzuckerspiegel weitgehend konstant halten, eine anhaltende Sättigung hervorrufen. Es muss hinzugefügt werden, dass mit »konstant« nicht etwa »konstant hoch« gemeint ist, sondern der Normbereich zwischen 100 bis 130 Milligramm pro 100 Milliliter Blut.

Regulierung des Blutzuckerspiegels

Der Blutzuckerspiegel wird von verschiedenen Hormonen kontrolliert, deren Freisetzung wiederum von der Nahrungsaufnahme beeinflusst wird. Das wichtigste dieser Hormone ist das Insulin; ein hoher Blutzuckerspiegel setzt Insulin frei. Insulin ist ein sogenanntes Peptidhormon aus 51 Aminosäuren, das in den Inselzellen der Bauchspeicheldrüse gebildet wird. Seine Wirkung kann man vereinfachend als aufbauend (anabol) bezeichnen. Insulin bewirkt:

- eine Senkung des Blutzuckerspiegels durch Steigerung der Glukoseaufnahme in die Zellen,

- eine Hemmung des Abbaus der Glukosespeicher,
- eine Aktivierung der Fettsäurebildung aus Glukose,
- eine Steigerung der Fettsäureaufnahme ins Fettgewebe
- eine Hemmung des Fettabbaus,
- eine Steigerung der Proteinsynthese bei gleichzeitiger Hemmung des Proteinabbaus.

Gegenspieler des Insulins sind das ebenfalls in der Bauchspeicheldrüse gebildete Glucagon und das aus dem Nebennierenmark stammende Adrenalin. Sie werden im Hungerzustand, also durch einen niedrigen Blutzuckerspiegel, oder bei anderen Stresssituationen freigesetzt, bewirken einen Abbau der Energiereserven und erhöhen auf diese Weise wieder den zu niedrigen Blutzuckerspiegel.

Wie viel soll man essen?

Führt man zu viel Energie zu, wird der Anteil, den der Organismus nicht benötigt, gespeichert – und zwar in Form von Fett. Das liegt daran, dass die Kohlenhydratspeicher Leber und Muskulatur relativ klein sind: In Form von Glycogen kann die Leber circa 150 Gramm Kohlenhydrate speichern, die Muskulatur circa 250 Gramm. Außerdem kann die in der Muskulatur gespeicherte Glukose die Muskelzellen nicht verlassen, weil das Enzym zur Glycogenspaltung dort fehlt, sodass diese Reserven für andere Organe nicht einsetzbar sind. Das Fettgewebe hingegen besteht bei einem gesunden Menschen aus einer Masse von 8 bis 15 Kilogramm bei Männern und 10 bis 20 Kilogramm bei Frauen und kann auf 100 Kilogramm ausgedehnt beziehungsweise auf 1 Kilogramm reduziert werden.

Hinzu kommt, dass der menschliche Organismus in der Lage ist, Kohlenhydrate in Fette umzuwandeln. Die Umkehrung, nämlich aus Fetten Kohlenhydrate zu machen, ist leider nicht möglich, weil uns die dazu erforderlichen Enzyme fehlen. Das ist schade, denn dann hätte niemand Gewichtsprobleme ...

Dennoch muss eine Ernährung mit hohem Kohlenhydratanteil nicht automatisch zu einer verstärkten Fetteinlagerung führen. Das wäre nur dann der Fall, wenn die Energiebilanz nicht ausgeglichen ist, wenn man also deutlich mehr aufnimmt, als dem Bedarf entspricht.

Energiebilanz

Um sein Gewicht konstant zu halten, muss man vor allem bilanzieren. Je mehr Energie ich zuführe, desto mehr Energie muss ich auch verbrauchen, damit die Bilanz ausgeglichen bleibt. Führe ich umgekehrt zu wenig Energie zu, darf ich den Organismus nicht zu stark belasten, es sei denn, ich möchte Gewicht verlieren. Das klingt zunächst einfach. Die Aufgabe besteht nun darin, den individuellen Energiebedarf zu bestimmen, der natürlich von der ausgeübten Tätigkeit abhängig ist – ein körperlicher Schwerarbeiter benötigt mehr Energie als ein Büroangestellter –, sowie von Geschlecht, Alter und Körpergewicht. Als Grundumsatz (GU) bezeichnet man den Energiebedarf unter strikten Ruhebedingungen. Er nimmt mit zunehmendem Lebensalter ab und liegt bei Frauen aufgrund der geringeren Muskelmasse um circa 8 Prozent unter dem der Männer.

Bestimmung des Grundumsatzes (GU)

Eine recht komplizierte Formel zur Bestimmung des Grundumsatzes wurde von den Amerikanern Harris und Benedict bereits im Jahr 1919 entwickelt. Sie lautet:

GU für Männer = 66,437 + 13,752 x Körpergewicht (kg)
+ 5,003 x Größe (cm)
– 6,755 x Alter (Jahre)

GU für Frauen = 655,096 + 9,563 x Körpergewicht (kg)
+ 1,850 x Größe (cm)
– 4,676 x Alter (Jahre)

Eine etwas einfachere Formel wurde 1985 von der Weltgesundheitsorganisation (WHO) empfohlen.

GU = 0,048 x Körpergewicht (kg) + 3,653.
Für Männer zwischen 31 und 60 Jahren

GU = 0,034 x Körpergewicht (kg) + 3,538.
Für Frauen der gleichen Altersgruppe

Da die Resultate dieser Formel den Grundumsatz in Megajoule/Tag angeben, muss man die Werte noch mit 239 multiplizieren, um sie in Kilokalorien pro Tag zu erhalten.

Eine noch einfachere Formel lautet:
GU für Männer = Körpergewicht (kg) x 24 Stunden
GU für Frauen = Köpergewicht (kg) x 0,9 x 24 Stunden

Schauen wir uns ein Beispiel an.

Ein 50-jähriger Mann mit einem Körpergewicht von 70 Kilogramm und einer Körpergröße von 1,70 Meter hat in einer Ruheposition einen Energiebedarf von

- Formel 1: 1 542 Kalorien pro Tag
- Formel 2: 1 676 Kalorien pro Tag
- Formel 3: 1 680 Kalorien pro Tag

Die Differenz zwischen dem größten und dem kleinsten Wert beträgt immerhin 138 Kalorien. Wenn man bedenkt, dass man ungefähr eine Viertelstunde laufen muss, um das abzutrainieren, lohnt es sich vielleicht doch, etwas genauer zu rechnen. Allerdings ist die Rechnung insofern noch etwas komplizierter, als zu den auf diese Weise erhaltenen Werten nun noch der Energiebedarf für die tägliche körperliche Aktivität addiert werden muss. Diese Werte exakt zu bestimmen, wäre sehr aufwändig, daher begnügt man sich normalerweise mit Durchschnittswerten. Bei einer sitzenden Tätigkeit ergibt sich ein zusätzlicher Energiebedarf von 1 bis 2 Kalorien pro Kilogramm Körpergewicht und Stunde. Für körperliche Schwerstarbeit hingegen sind 6 bis 10 Kalorien zu veranschlagen. Diese Werte sind für Männer und Frauen nahezu identisch, und die Tatsache, dass sie sich auf den Energiebedarf pro Stunde beziehen, ermöglicht eine recht präzise Einschätzung des zusätzlichen Bedarfes.

Kehren wir zu unserem Beispiel zurück und nehmen an, dass die beschriebene Person

- acht Stunden mit einem zusätzlichen Energiebedarf von 1,8 Kalorien pro Stunde und Kilogramm arbeitet,
- acht Stunden Freizeit mit einem zusätzlichen Energiebedarf von 1,4 pro Stunde und Kilogramm hat,
- acht Stunden schläft, was einem Drittel des oben berechneten Grundumsatzes entspricht.

Daraus ergibt sich für eine männliche Person mit 70 Kilogramm Körpergewicht ein täglicher Energiebedarf von 2 306 Kalorien.

Um 138 Kalorien abzutrainieren, muss man etwa eine Viertelstunde laufen – auch solche Angaben können wir berechnen. Laufen gehört zu den sehr energieaufwändigen Tätigkeiten, für die ein Energiebedarf von 6,4 bis 10 Kalorien pro Kilogramm und Stunde anzusetzen ist. Bei einer 70 Kilogramm schweren Person bedeutet das einen Energieverbrauch von 572 Kalorien pro Stunde. Wenn wir nur 138 Kalorien verbrauchen wollen, ergibt das: 138 / 572 x 60 Minuten = 14,5 Minuten.

Sie sehen also, dass man mit relativ wenigen Informationen bereits eine Energiebilanz aufstellen kann.

Was soll man essen?

Kohlenhydrate, Proteine und Fette werden im Allgemeinen als Hauptnährstoffe, Grundnährstoffe oder auch Makronährstoffe bezeichnet. Sie dienen neben der Energiebereitstellung auch zum Bau von Körperzellen oder zur Herstellung von Substanzen, die als Botenstoffe fungieren. Alle übrigen Nahrungsbestandteile, also Vitamine, Spurenelemente, Mengenelemente und Ballaststoffe sind nicht-energieliefernde Nährstoffe oder Mikronährstoffe, die entweder grundsätzlich nicht als Energieträger infrage kommen, oder einen so geringen Anteil an der Nahrung ausmachen, dass die aus ihnen gewonnene Energiemenge vernachlässigt werden kann.

Proteine

Der Name Protein (Eiweiß) leitet sich ab vom griechischen *protos* = das Erste, das Wichtigste. Dabei handelt es sich um Ketten von mindestens 60 Aminosäuren, also um chemische Substanzen, die aus Kohlenstoff und Stickstoff bestehen. Bei kürzeren Ketten spricht man von Peptiden. Für den Bau der Proteine und Peptide sind lediglich 20 verschiedenen Aminosäuren erforderlich, die in unterschiedlicher Anzahl und Reihenfolge verbaut werden. Diese sogenannten proteinogenen Aminosäuren sind bei allen Lebewesen identisch, aber nicht alle können alle produzieren. Wenn es um die Funktion als Energieträger geht, sind Proteine eindeutig nicht der wichtigste Nährstoff, denn zur Energiegewinnung werden sie nur im Hungerzustand herangezogen. Normalerweise sind die Gehirnzellen auf Glukose (Traubenzucker) als Energieträger angewiesen. Wenn nicht genügend Glukose vorhanden ist, kann sie aus Proteinen hergestellt werden, bis die Gehirnzellen sich an die Verwertung von Abbauprodukten des Fettstoffwechsels »gewöhnt« haben. Dieser Stoffwechselweg spielt jedoch nur in extremem Hungerzustand eine Rolle.

Die Hauptaufgabe der Peptide und Proteine besteht in ihrer Funktion als Baustoffe: Aus ihnen entstehen zum Beispiel die sogenannten Peptidhormone wie Insulin, das bei der Regulation des Blutzuckerspiegels von entscheidender Bedeutung ist. Aber auch in jeder Zellwand finden sich Proteine, die bei der Aufnahme und Abgabe von Substanzen eine Rolle spielen und auf diese Weise an der Signalgebung bei der Steuerung von Stoffwechselvorgängen des Organismus mitwirken. Die Antikörper des Immunsystems sind Proteine, und nicht zuletzt natürlich auch die kontraktilen Elemente in der Muskulatur, die überhaupt erst die Bewegung ermöglichen.

Der Organismus benötigt Proteine also normalerweise nicht zur Energiegewinnung. Trotzdem ist eine regelmäßige Eiweißzufuhr erforderlich, da die Körperzellen einer ständigen Regeneration unterliegen und ständig neue Proteine gebildet werden. Hinzu kommt, dass nicht alle Aminosäuren, aus denen die Proteine bestehen, vom Körper produziert werden können. Neun der 20 proteinogenen Aminosäuren (die essenziellen Aminosäuren) müssen mit der Nahrung zugeführt werden. Schließlich findet ein Eiweißverlust über Stuhl, Urin und Haut statt, der ausgeglichen werden muss. Er beträgt circa 0,4 Gramm pro Kilogramm und Tag, was bei einem 70 Kilogramm schweren Menschen eine zu ersetzende Menge von 28 Gramm pro Tag ergibt. Einschließlich eines »Sicherheitszuschlages« wird von der *Deutschen Gesellschaft für Ernährung* daher eine Eiweißzufuhr von 0,8 Gramm pro Kilogramm Körpergewicht und Tag empfohlen, für einen 70 Kilogramm schweren Menschen also circa 60 Gramm pro Tag, was einer Energiemenge von 246 Kalorien entspricht. Im Verhältnis zum oben berechneten gesamten Energiebedarf eines 70 Kilogramm schweren Mannes von 2 300 Kalorien entspricht das einem Proteinanteil von circa 11 Prozent. Nach Empfehlungen des *National Research Council* der USA sollte die Eiweißaufnahme nicht auf mehr als das Doppelte gesteigert werden, da tierische Produkte wie Fleisch, Wurst und Milch die Hauptquellen für Eiweiß darstellen und diese Nahrungsmittel auch gesättigte Fettsäuren enthalten, die sich ungünstig auf den Cholesterinspiegel auswirken. Tierische Eiweiße sind einerseits von Vorteil, weil sie eine höhere »biologische Wertigkeit« als pflanzliche besitzen; der menschliche Organismus kann aus der gleichen Menge tierischer Eiweiße mehr Proteine aufbauen als aus pflanzlichen. Andererseits ist es sinnvoll, den täglichen Bedarf zur Hälfte aus pflanzlichem Eiweiß zu decken, um die Anhäufung der unerwünschten Substanzen zu vermindern. Es hat sich gezeigt, dass sich durch entsprechende Kombinationen unterschiedlicher Eiweißträger biologisch hochwertige Eiweißgemische herstellen lassen; so enthält die Kombination aus einem Ei und einem Pfund Kartoffeln die höchste bislang mitgeteilte biologische Wertigkeit.

Fette

Fett ist ein recht allgemeiner Begriff, hinter dem sich eine Vielzahl unterschiedlicher Substanzen verbirgt. Gemeinsam ist dieser Stoffklasse der Lipide, das die zu ihr gehörenden Substanzen aufgrund ihrer chemischen Struktur nicht oder schlecht wasserlöslich sind. Zu den Lipiden gehören neben den Fettsäuren und den Triglyceriden unter anderem auch die Steroide, die das Grundgerüst für die Steroidhormone liefern. Die Aufnahme der fettlöslichen Vitamine A, E, D und K aus dem Darm wird durch das Fett in der Nahrung erleichtert. Neben seiner Funktion als Energieträger und wichtigster Energiespeicher – die Fettdepots können auf eine Masse von 100 Kilogramm anwachsen – enthält Nahrungsfett Aromastoffe und erzeugt das angenehme »Mundgefühl« von Fett. Dessen künstliche Nachahmung war eines der zentralen Probleme bei der Entwicklung fettarmer »Light«-Produkte, denn gerade der gute Geschmack ist wohl der Grund für eine erhöhte und damit ungesunde Aufnahme von Fetten. Ernährungsphysiologisch spielen neben den Triglyceriden die Sterole, deren bekanntester Vertreter das Cholesterin ist, die wichtigste Rolle. 93 Prozent des Nahrungsfettes besteht aus Triglyceriden, Verbindungen aus drei Fettsäuren, die an den Alkohol Glycerin gebunden sind. Die restlichen 7 Prozent entfallen auf die übrigen Vertreter der Stoffklasse.

Gesättigte und ungesättigte Fettsäuren

Durch die Verdauung werden die Triglyceride in Fettsäuren und Glycerin gespalten. Nach der Anzahl der Doppelbindungen zwischen den Kohlenstoffatomen der Fettsäuren können sie unterteilt in gesättigte (keine Doppelbindungen) und einfach bis mehrfach ungesättigte werden. Neben dem Schmelzpunkt der Fette ist das Verhältnis zwischen gesättigten und ungesättigten Fettsäuren bestimmend für die Konsistenz einer Substanz. Je größer die Anzahl der Doppelbindungen, desto flüssiger ist die Substanz. Pflanzliche Fette enthalten hauptsächlich ungesättigte Fettsäuren, tierische hingegen gesättigte (Ausnahmen sind Fischöle, die auch ungesättigte Fettsäuren enthalten, sowie Kokosfett, das als pflanzliches Fett trotzdem reich an gesättigten Fettsäuren ist). Der »Sättigungsgrad« der Fettsäuren ist der Grund dafür, dass Pflanzenöl bei Zimmertemperatur flüssig ist und Butter fest. Wenn man die Doppelbindungen mit Wasserstoffatomen besetzt (bekannt als Hydrieren oder Härten), wird die Konsistenz fester, auf diese Weise kann zum Beispiel aus Pflanzenöl Margarine gemacht werden.

Gesättigte Fettsäuren erhöhen den Anteil des sogenannten LDL-Cholesterins, während ungesättigte Fettsäuren ihn senken. Darüber hinaus können beim Hydrieren von Ölen Trans-Fettsäuren entstehen wie die Elaidinsäure, die sich ebenfalls ungünstig auf den Cholesterinspiegel des Blutes auswirken. Back- und Fritierfette, Margarine und Konserven können Trans-Fettsäuren enthalten, besonders häufig kommen sie in Pommes frites und Blätterteig vor.

Normalerweise kann der Organismus Fettsäuren aus Aminosäuren und Kohlenhydraten herstellen. Vergleichbar den essenziellen Aminosäuren gibt es aber auch essenzielle Fettsäuren, die der Körper nicht selbst produziert. Linolen- und Linolsäure sind essenziell und müssen mit der Nahrung zugeführt werden. Sie sind für die Bildung von Substanzen (Thromboxane, Prostaglandine, Leukotriene) wichtig, die bei der Blutgerinnung und bei Entzündungsreaktionen eine Rolle spielen und kommen in grünem Blattgemüse, in Linsen, Walnüssen (Linolensäure) sowie in Raps- und Sojabohnenöl (Linolsäure) vor.

Omega-3-Fettsäuren

Linolensäure gehört zu den Omega-3-Fettsäuren, ebenso wie Eicosapentaensäure (EPA) und Docosahexaensäure (DHA). Diese mehrfach ungesättigten Fettsäuren sollen aufgrund ihrer Rolle als Vorstufe von gerinnungs- und entzündungshemmenden Substanzen das Herzinfarktrisiko senken. Eine Auswertung von zahlreichen Studien ergab außerdem, dass sie den Triglyceridspiegel im Blut senken, jedoch ohne Einfluss auf das LDL-Cholesterin sind. EPA und DHA kommen in hoher Konzentration in fetten Fischen wie Hering, Makrele und Lachs vor oder können aus Linolensäure gebildet werden.

Cholesterin

Cholesterin findet sich in allen Zellen tierischer Organismen. Pflanzenzellen enthalten kein Cholesterin, sondern sogenannte Phytosterine, die dem Cholesterin sehr ähnlich sind, aber nicht dessen Wirkung besitzen. Andererseits sind sie in der Lage, den Cholesterinspiegel zu senken. Obwohl Cholesterin einen schlechten Ruf als Verursacher von Herzerkrankungen hat, ist es für den Aufbau der Zellmembranen, die Synthese der Gallensäuren sowie für die Bildung von Vitamin D und verschiedenen Hormonen wie Androgene, Östrogene und Kortikosteroide zwingend erforderlich. Seine Aufnahme mit der Nahrung ist für den Menschen aber nicht essenziell, da es in der Leber, in der Haut und im Darm gebildet werden kann. Die im Körper zwischen Darm, Leber und Blutgefäßen zirkulierende Cholesterinmenge von 3 bis 5 Gramm bleibt normalerweise konstant: Je mehr Cholesterin mit der Nahrung aufgenommen wird, desto weniger produziert der Körper selbst und umgekehrt.

Komplexe Lipide

Darunter versteht man Substanzen, die in jeder Zelle vorkommen, besonders reichhaltig jedoch sind sie in den Zellen des zentralen und peripheren Nervensystems. Man unterscheidet Glycolipide, Sphinglipide und Phospholipide, die neben Fettsäuren auch Phophor, Zucker oder Alkohole enthalten. Als Energieträger sind sie ohne Bedeutung. Die bekannteste dieser Substanzen ist das Lecithin; da der Begriff Lecithin eigentlich eine Stoffklasse bezeichnet, gibt es also mehrere davon. Das, was landläufig als Lecithin bezeichnet wird, ist das Phophatidylcholin. Es kann als Vorstufe für Botenstoffe des Nervensystems bei bestimmten Nervenerkrankungen (Dyskinesie) von therapeutischer Bedeutung sein, eine häufig propagierte positive Wirkung auf altersbedingten Gedächtnisschwund konnte nicht erwiesen werden.

Lipoproteine

Da das Blut ein wässeriges Medium ist, können Fette darin nicht frei transportiert werden, denn Wasser weist zwischen dem Wasserstoff- und dem Sauerstoffatom, aus denen es besteht, unterschiedliche elektrische Ladungen auf, eine Polarität. Um Fett im Blut transportieren zu können, benötigt der Organismus die Lipoproteine, die aus einem Fett- und einem Proteinanteil bestehen. Die bekanntesten dieser Lipoproteine sind das LDL (low density lipoprotein) und das HDL (high density lipoprotein). Daneben existieren noch VLDL (very low density lipoprotein) und Chylomikronen. Die beiden Letztgenannten sind für den Transport der Triglyceride verantwortlich, während das Cholesterin von den LDL und den HDL transportiert wird. Chylomikronen transportieren mit der Nahrung aufgenommene Fettsäuren zu den Organen, VLDL übernehmen diese Aufgabe im Hungerzustand, indem sie Fettsäuren aus den Fettdepots des Körpers zu den Organen bringen. HDL wird im Darm und in der Leber gebildet. Seine Funktion besteht darin, das Nahrungscholesterin aus dem Darm sowie aus den peripheren Organen, also auch von den Blutgefäßen, zur Leber zu transportieren. Dadurch wird die Menge des Cholesterins, die sich an der Wand der Blutgefäße ablagern könnte, verringert. LDL hingegen geht den umgekehrten Weg, bringt das in der Leber gebildete Cholesterin zur Peripherie und spielt daher eine Rolle bei der Entstehung der Arteriosklerose.

Versteckte Fette

Für eine wirksame Fettreduktion der Nahrung ist es wichtig, die versteckten Fette zu kennen. Es genügt nicht, die Butter auf dem Brot wegzulassen, fette Käsesorten zu vermieden oder den Speck vom Fleisch abzuschneiden. Etwa die Hälfte des versteckten Fettes stammt aus Fleischprodukten: Schweinefleisch kann nach Entfernen des sichtbaren Fettes noch 8 bis 20 Prozent verstecktes Fett enthalten, Rindfleisch 4 bis 10 Prozent.

Zufuhr von Fetten

Wir wissen, dass bei Ausdauerleistungen die Energiegewinnung zum größten Teil durch Verbrennung der Fettreserven erfolgt. Daraus darf man aber nicht den Schluss ziehen, dass die Ernährung besonders fettreich sein sollte – eher das Gegenteil ist der Fall. Die Fettaufnahme beträgt in Deutschland durchschnittlich 100 Gramm pro Tag. Da 1 Gramm Fett einen Energiegehalt von 9 Kalorien besitzt, ergibt das eine tägliche Energiezufuhr von 900 Kalorien durch Fettaufnahme, also 40 Prozent des Bedarfs. Das ist zu viel, und hierin dürfte ein wesentlicher Grund für Übergewicht und erhöhte Blutfettwerte liegen. Die Folgen sind bekannt: Bluthochdruck, koronare Herzkrankheit, Schlaganfall und Herzinfarkt. Von den wissenschaftlichen Gesellschaften, die sich mit Fragen der Ernährung befassen, wird eine Senkung des Fettanteils der Nahrung auf 30 Prozent empfohlen. Bei einem täglichen Energiebedarf von 2 300 Kalorien ergibt das einen Anteil von 690 Kalorien, der durch Fett gedeckt wird. Da 1 Gramm Fett 9 Kalorien Energie enthält, sollte der Fettanteil der Nahrung also bei 70 bis 80 Gramm am Tag liegen. Es hat sich gezeigt, dass damit das statistische Risiko für die Entwicklung einer koronaren Herzkrankheit oder einer Krebserkrankung deutlich gesenkt werden kann.

Ein weiterer positiver Aspekt der Reduktion des Fettanteils liegt darin, dass zum Ausgleich mehr Kohlenhydrate aufgenommen werden. Kohlenhydrate haben aber einen geringeren Energiegehalt als Fett; um die gleiche Energiemenge aufzunehmen, muss die Nahrungsmenge bei den Kohlenhydraten daher größer sein als bei den Fetten, oder einfach formuliert: Man muss mehr davon essen. Das größere Nahrungsvolumen führt aber zu einem schnelleren Sättigungsgefühl als bei fettreicher Kost und damit zu einer natürlichen Beendigung der Nahrungsaufnahme, was sich wiederum günstig auf das Körpergewicht auswirkt.

Zufuhr von gesättigten und ungesättigten Fettsäuren und Cholesterin

Die Menge des im Körper zirkulierenden Cholesterins ist konstant. Pro Tag können aus dem Darm etwa 400 bis 500 Milligramm Cholesterin aufgenommen werden. Eine Verringerung der täglichen Cholesterinzufuhr muss also zu Mengen führen, die deutlich unter dieser Grenze liegen, wenn sie zu einer Senkung des Cholesterinspiegels beitragen soll. Man geht davon aus, dass der Cholesterinspiegel pro 100 Milligramm/1 000 Kalorien weniger um 10 Milligramm pro Deziliter gesenkt werden kann. Allerdings ist die individuelle Schwankungsbreite beträchtlich: Die meisten Personen reagieren auch auf eine hohe Cholesterinbelastung kaum mit einem Anstieg des Blutspiegels (sogenannte Hyporesponder). Offensichtlich wird bei diesen Personen die Aufnahme aus dem Darm sowie die körpereigene Produktion eingeschränkt und der Spiegel auf diese Weise konstant gehalten. Bei den Hyperespondern hingegen kommt es zu einem starken Cholesterinanstieg. Die Unterschiede sind genetisch bedingt.

Eine Beeinflussung des Cholesterinspiegels ist vor allem durch die Zusammensetzung des Nahrungsfettes möglich. Eine Vielzahl von Studien hat gezeigt, dass einfach und mehrfach ungesättigte Fettsäuren den Anteil des LDL-Cholesterins senken, während gesättigte Fettsäuren und Transfettsäuren es erhöhen und sich damit ungünstig auf den Cholesterinspiegel auswirken. Es kommt also auf ein ausgewogenes Verhältnis an.

Kohlenhydrate

Kohlenhydrate werden von allen Organismen, die zur Photosynthese fähig sind, in großer Zahl produziert und stellen daher den überwiegenden Anteil der Biomasse der Erde dar. Hauptquellen sind Getreideprodukte, Obst und Gemüse, daneben aber auch Süßigkeiten und Milch. Es handelt sind um ringförmige Moleküle, deren Name sich aus den Bestandteilen Kohlenstoff, Sauerstoff und Wasserstoff ableitet. Der menschliche Organismus ist in der Lage, aus dem Glycerin der Fette (nicht aus den Fettsäuren!), aus Milchsäure (Laktat) oder aus den Aminosäuren der Proteine Kohlenhydrate herzustellen, weshalb sie nicht zu den essenziellen Nährstoffen gehören. Kohlenhydrate ermöglichen im Gegensatz zu Fetten eine schnelle Energiebereitstellung, deshalb sind sie unter Normalbedingungen der wichtigste Energielieferant des Menschen.

Zufuhr von Kohlenhydraten

Kohlenhydrate können zwar vom Körper produziert werden, was aber nicht heißt, dass man auf ihre Zufuhr verzichten sollte; bei einer Unterschreitung einer Mindestzufuhr ist sogar mit Störungen des Stoffwechsels zu rechnen. Kohlenhydrate halten nämlich den Ionen- und Wassergehalt des Organismus konstant: Bei einem Mangel an Kohlenhydraten kommt es aufgrund des Insulinmangels zu einem verstärkten Abbau von Fettsäuren. Die dabei entstehenden Ketonkörper führen zu einer Übersäuerung des Organismus sowie zu verstärkter Ausscheidung von Wasser und Elektrolyten. Schließlich können aus dem beim Proteinabbau anfallenden Stickstoff eine Belastung der Niere sowie ein weiterer Flüssigkeitsverlust resultieren. Die Gehirnzellen verwerten nach einer Anpassungszeit von einigen Tagen auch Ketonkörper als Energieträger; bis es aber so weit ist, treten die bekannten Symptome des Hungerzustandes auf: Kopfschmerzen, Konzentrationsstörungen und Muskelzittern. Deshalb ist eine Diät ohne Kohlenhydrate schwer durchzuhalten. 50 bis 55 Prozent der benötigten Energiemenge sollten aus Kohlenhydraten gedeckt werden. Für unsere Musterperson mit einem täglichen Energiebedarf von 2 300 kcal bedeutet das einen Energieanteil von 1150 bis 1265 kcal. Da 1 Gramm Kohlenhydrate circa 4 Kalorien liefert, ergibt sich eine Menge von 290 bis 320 Gramm pro Tag. Wegen ihrer unterschiedlichen Wirkung auf die Insulinfreisetzung sind jedoch nicht alle Kohlenhydrate gleichwertig.

Der glykämische Index

Es gibt Nahrungsmittel, die zu einer schnellen Erhöhung des Blutzuckerspiegels und somit zu einer schnellen Freisetzung von Insulin führen. Dadurch wird der Blutzuckerspiegel auch schnell wieder gesenkt, und kurz nach der Nahrungsaufnahme empfindet man erneut Hunger. Zur Unterscheidung der Wirkung von Nahrungsmitteln auf das Verhalten des Blutzuckers und die Insulinfreisetzung wurde der glykämische Index eingeführt. Lebensmittel mit niedrigem Index wie Getreide, Kartoffeln, Hülsenfrüchte und Gemüse führen zu einem langsamen Blutzucker- und Insulinsanstieg und verhindern die überschießende Insulinwirkung, die zu Unterzuckerung und Hunger führt. Der Ballaststoffgehalt dieser Lebensmittel sorgt für eine langsame Aufnahme der Kohlenhydrate, moderate Insulinfreisetzung und führt darüber hinaus zu einer längerfristigen Sättigung.

Ballaststoffe

Unter Ballaststoffen versteht man die unverdaulichen Bestandteile von pflanzlichen Lebensmitteln. Der Begriff stammt aus einer

Zeit, da alle nicht als Energieträger verwertbaren Bestandteile der Nahrung als überflüssig angesehen wurden, doch Ballaststoffe sind keineswegs überflüssiger »Ballast«, denn sie

- sättigen gut, ohne Energie zu liefern, was bei der Gewichtsreduktion von Vorteil ist,
- binden Gallensäuren und führen damit zu einer Senkung des LDL-Cholesterins,
- verkürzen durch Bindung von Wasser die Darmpassagezeit und wirken somit Verstopfung und deren Folgeerkrankungen wie Hämorriden oder Darmkrebs entgegen,
- binden Schadstoffe und verhindern dadurch deren Aufnahme,
- bilden den Nährboden für eine gesunde Darmflora,
- verzögern die schnelle Insulinfreisetzung und verhindern damit ein schnelles Absinken des Blutzuckerspiegels.

Empfohlen wird eine tägliche Ballaststoffzufuhr von 30 Gramm, die aus Vollkornprodukten, Obst und Gemüse stammen sollten. Vollkornmehle (Typ 1050) zeichnen sich dadurch aus, dass sie alle Schalenbestandteile enthalten. Durch technische Verbesserungen in der Getreideverarbeitung wurde es zwar möglich, die optisch ansprechenderen hellen Mehle (Typ 405) zu erzeugen, bei denen die Randschichten vom Getreidekorn entfernt werden, doch gerade in der Schale befinden sich die wichtigen Vitamine und Ballaststoffe.

Vitamine

Vitamine sind organische, also nicht-kohlenstoffhaltige Substanzen, die der Körper nicht selbst herstellen kann. Eine Ausnahme ist das Vitamin D, das aus Cholesterin gebildet werden kann und deshalb manchmal auch zu den Hormonen gezählt wird. Vitamine weisen untereinander keinerlei Ähnlichkeiten auf und können sich daher gegenseitig auch nicht ersetzen. Die Bezeichnungen sind irreführend und lückenhaft, da es zwar Vitamin B1, B2, B6 und B12, aber nicht B3, B7 oder B8 gibt. Eine weitere Unterscheidungsmöglichkeit ist die nach fett- und wasserlöslichen Vitaminen.

Fettlösliche Vitamine
- A (und Betacarotin): Wachstum, Haut, Sehvorgang
- D: Calciumstoffwechsel
- E: chemische Reaktionen zur Beseitigung »freier Radikale«
- K: Produktion von Gerinnungsfaktoren

Wasserlösliche Vitamine
- B1 (Thiamin): Mitwirkung bei chemischen Reaktionen im Stoffwechsel
- B2 (Riboflavin): Blutbildung, Sauerstofftransport, Proteinstoffwechsel
- Niacin: Stoffwechsel der Kohlenhydrate, Fette und Proteine
- B6: Blutbildung, Proteinstoffwechsel
- Folsäure: Zellneubildung, Blutbildung
- Pantothensäure: Stoffwechsel der Kohlenhydrate, Fette und Proteine
- Biotin: Stoffwechsel der Kohlenhydrate und Fette, Hautfunktion
- B12: Blutbildung, Nervenfunktion
- C: Aufbau von Bindegewebe

Bei ausgewogener Ernährung ist die Aufnahme der erforderlichen Vitaminmengen in Westeuropa auf jeden Fall gewährleistet. Selbst bei Vegetariern, die auch auf Milch und Eier verzichten, treten aufgrund der gespeicherten Vorräte an Vitamin B12 erst nach fünf bis zehn Jahren Mangelerscheinungen auf. Da viele Vitamine jedoch gegen Licht, Wärme oder Sauerstoff empfindlich sind, kann es bei falscher Lagerung oder durch Kochen von Lebensmitteln zu Vitaminverlusten kommen.

Eine Überdosierung von Vitaminen ist extrem selten, da Vergiftungserscheinungen erst bei Mengen auftreten, die das 100- bis 1 000-fache der empfohlenen Dosis betragen. Zwei Ausnahmen sollte man jedoch kennen: bei Vitamin D genügt bereits eine 10-fache Überdosierung, allerdings müssen diese Mengen dauerhaft über einen Zeitraum von ein bis zwei Monaten und zusätzlich zur normalen Ernährung eingenommen werden, um zu unerwünschten Wirkungen zu führen. Mit Vitamin D aus der Nahrung allein ist die toxische Grenze nicht erreichbar. Die zweite Ausnahme ist Vitamin A, das in hoher Konzentration in der Leber vorkommt. 100 Gramm Leber können bis zu 30 Milligramm Vitamin A enthalten, also deutlich mehr als die empfohlene Dosis von 1 Milligramm pro Tag. Da Überdosierung von Vitamin A zu embryonalen Fehlbildungen führen kann, wird empfohlen, während einer Schwangerschaft auf den Verzehr von Leber zu verzichten.

Mineralstoffe

Im Gegensatz zu den Vitaminen sind die Mineralstoffe anorganisch, also kohlenstofffrei. Nach ihrem mengenmäßigen Anteil im Körper unterscheidet man Mengen- und Spurenelemente.

Mengenelemente

Ihre Konzentration ist größer als 50 Milligramm pro Kilogramm Körpergewicht. Es handelt sich um die vier Metalle Natrium, Kalium, Magnesium und Calcium sowie um die drei Nichtmetalle Chlor, Phosphor und Schwefel. Natrium und Kalium sind die wichtigsten Ladungsträger im menschlichen Körper und damit von entscheidender Bedeutung für die Erregungsleitung. Phosphor bildet zusammen mit Calcium als Calciumphosphat die Knochensubstanz. Schwefel kommt in vielen Aminosäuren vor, Magnesium und Calcium wirken bei der Muskelkontraktion und der Erregungsleitung der Nerven mit. Chlor gleicht die positiven Ladungen des Natriums und Kaliums aus und ist darüber hinaus Teil der Salzsäure des Magens. Da Natrium Flüssigkeit in den Blutgefäßen bindet, kann ein Überangebot den Blutdruck erhöhen.

Spurenelemente

Ihre Konzentration ist kleiner als 50 Milligramm pro Kilogramm Körpergewicht. Spurenelemente sind zum Beispiel Arsen, Blei, Bor, Chrom, Cobalt, Eisen, Fluor, Jod, Kupfer, Lithium, Mangan, Molybdän, Nickel, Quecksilber, Selen, Silizium, Vanadium, Zink, Zinn. Die meisten von ihnen haben eine Funktion bei chemischen Reaktionen, Eisen ist von großer Bedeutung für die Blutbildung und den Sauerstofftransport, und Jod ist Bestandteil des Schilddrüsenhormons. Bei einigen dieser Substanzen (Aluminium, Bor, Lithium, Nickel, Zinn) ist nicht bekannt, ob sie eine Funktion besitzen und ihr Fehlen zu Mangelerscheinungen führt. Andere wiederum (Arsen, Blei, Cadmium, Quecksilber) sind bei übermäßiger Aufnahme giftig. Bei ausgewogener Ernährung ist jedoch weder bei Mengen- noch bei Spurenelementen mit Mangel- oder Vergiftungserscheinungen zu rechnen.

Flüssigkeit

Ohne Wasser gibt es kein Leben. Der Wasseranteil des Körpers beträgt beim Erwachsenen 50 bis 60 Prozent des Körpergewichts, bei einem 70 Kilogramm schweren Mann sind das circa 40 Liter. Zwei Drittel dieser Menge befinden sich in den Körperzellen, ein Drittel in den Blutgefäßen und den Zellzwischenräumen. Die tägliche Flüssigkeitsaufnahme beträgt 2,1 bis 2,8 Liter. Sie setzt sich neben der über Getränke aufgenommenen Menge, die 1 bis 1½ Liter betragen sollte, zusammen aus circa 700 bis 1 000 Milliliter Flüssigkeit, die in der festen Nahrung enthalten ist, und circa 200 bis 300 Milliliter Wasser, das bei chemischen Reaktionen in den Zellen entsteht. Dieser Menge steht ein täglicher Flüssigkeitsverlust in etwa der gleichen Größenordnung gegenüber. Der Körper verliert neben der Ausscheidung über die Niere, die mindestens 700 Milliliter, meist aber mehr als 1 Liter am Tag beträgt, Flüssigkeit über den Darm (circa 150 Milliliter), die Haut (circa 500 Milliliter) und die Atmung (circa 500 Milliliter). Bei erhöhter Außen- oder Körpertemperatur oder bei körperlicher Belastung ist der Flüssigkeitsbedarf erhöht, das versteht sich von selbst. Aber auch bei proteinreicher Ernährung braucht die Niere Wasser, um die erhöhte Stickstoffmenge auszuscheiden. Der Flüssigkeitsersatz durch Kaffee, Tee und Alkohol ist deutlich geringer als die an sich aufgenommene Menge, weil Kaffee, Tee und Alkohol die Flüssigkeitsausscheidung über die Niere stimulieren. Ungefilterter Kaffee führt darüber hinaus zu einer Erhöhung des LDL-Cholesterins. Deshalb sollte der Flüssigkeitsbedarf unbedingt mit Mineralwasser, Früchte- oder Kräutertee oder Fruchtsäften erfolgen. Auch Leitungswasser ist nicht grundsätzlich abzulehnen, es kann gegenüber Mineralwasser den Vorteil eines geringeren Natriumgehaltes besitzen.

Genussmittel

In Deutschland beträgt der jährliche Pro-Kopf-Konsum an Alkohol circa 11 Liter, 30 Prozent der Bevölkerung sind Raucher, und die Tabaksteuer bringt dem Fiskus jährlich zehn Milliarden Euro ein. Alkohol und Tabak sind feste Größen im Konsumverhalten und wirken sich darüber hinaus auch auf die Ernährung der Bevölkerung aus.

Alkohol

Dass Alkohol nicht besonders gesund ist, muss nicht betont werden. Auch die Folgen eines chronisch überhöhten Alkoholkonsums sind bekannt: Alkohol vernichtet Gehirnzellen, erzeugt Magengeschwüre, Leberzirrhose und Krebs. Am harmlosesten ist noch der berüchtigte »Kater«, der durch eine Hirnschwellung hervorgerufen wird. Sie wird übrigens nicht vom Alkohol selbst erzeugt, sondern von Zusatzstoffen und ist damit abhängig von der Art des Getränkes: Brandy soll schlimmere Kopfschmerzen erzeugen als (in abnehmender Reihenfolge) Rotwein, Rum, Whisky, Weißwein, Gin und Wodka. Alkohol erzeugt nicht nur unangenehme Wirkungen, er kann vom Körper auch als Energieträger verwendet werden, denn sein Abbau liefert die nicht unbeträchtliche Energiemenge von 7,1 Kalorien pro Gramm. Der Alkoholgehalt in Getränken wird in Prozent angegeben: 1 Liter 10-prozentiger Wein enthält also 100 Milliliter Alkohol. Aufgrund des spezifischen Gewichts von Alkohol ergibt das einen Alkoholgehalt von circa 80 Gramm. 1 Liter Wein hat somit einen Energiegehalt von circa 570 Kalorien. Natürlich kommt Alkohol trotzdem nicht zur Deckung des Energiebedarfs infrage. Andererseits hat sich gezeigt, dass sehr moderater Alkoholkonsum zu einer Erhöhung des HDL-Cholesterins und damit zu einer Senkung des Risikos für die Entstehung einer Arteriosklerose führt. Der günstigste Effekt soll sich Studien zufolge bei einem täglichen Alkoholkonsum von 20 bis 40 Gramm einstellen.

Tabak

Auch für Tabak ist seine gesundheitsschädliche Wirkung bekannt: Zigarettenrauchen führt zu Gefäßverkalkung mit den üblichen Folgen wie Herzinfarkt, Schlaganfall und Impotenz. Das Risiko für

Krebs, insbesondere Lungenkrebs, aber auch andere Krebsarten, ist erhöht. Da Rauchen zu einer Erhöhung des Kohlenmonoxidgehaltes im Blut führt und Sauerstoff vom Hämoglobin verdrängt, muss dem Raucher bei Bewegungen überdies die Luft wegbleiben. Nun ist die Entwöhnung vom Zigarettenrauchen häufig mit einer Gewichtszunahme verbunden, da zum Ausgleich vermehrt Süßigkeiten gegessen werden. Andererseits erfolgt bei rückfällig werdenden Rauchern meist eine Gewichtsreduktion. Rauchen darf dennoch nicht als Möglichkeit gesehen werden, sein Gewicht zu reduzieren, denn die Risiken des Zigarettenrauchens sind deutlich höher zu bewerten als die einer geringfügigen Gewichtszunahme. Da Früchte und Gemüse das Krebsrisiko bei Rauchern senken, sollten sie 400 bis 800 Gramm Obst und Gemüse pro Tag zu sich nehmen. Außerdem scheinen Vorstufen des Vitamin A das Lungenkrebsrisiko bei Rauchern zu erhöhen. Es wird daher empfohlen, auf die Einnahme betacarotinhaltiger Vitaminpräparate zu verzichten.

Gewürze

Gewürze sind Bestandteile von Pflanzen (Wurzeln, Rinde, Blüten, Kräuter, Früchte oder Samen), die wegen ihres Geruchs oder Geschmacks als würzende oder geschmacksverbessernde Zutaten zur Nahrung geeignet sind. Einige Gewürze haben Einfluss auf den Verdauungsprozess; so sollen Anis, Paprika, Ingwer und Zimt die Produktion von Magensäure anregen und Pfeffer und Senf den Vorgang hemmen. Senf und Paprika fördern dagegen die Bildung von Gallensäuren. Auch andere pharmakologische Wirkungen sind bekannt: Knoblauch wirkt der Arterienverkalkung entgegen, Senf und Chili hemmen die Blutgerinnung und verringern vermutlich die Thrombosegefahr.

Wie soll man essen?

Die entscheidende Frage lautet: Will ich überhaupt etwas ändern? Nicht jeder Übergewichtige fühlt sich schlecht; das Idealgewicht soll zwar dasjenige Gewicht sein, bei dem die Lebenserwartung am höchsten ist, aber es gibt auch Untersuchungen, die zeigen, dass die geringste Sterblichkeit bei einem etwas erhöhten Körpergewicht erreicht wird. Hier zeigt sich, dass Gesundheit eben nicht einfach das Fehlen von Krankheit ist. Mindestens ebenso wichtig scheinen Faktoren wie das psychische und soziale Wohlbefinden zu sein. Das könnte erklären, warum ein »abgemagerter Dicker« trotz Normalgewicht vielleicht doch ein höheres Erkrankungsrisiko hat als jemand, der schon immer schlank war. Umgekehrt formuliert: Wer schon immer moderates Übergewicht hatte, profitiert vielleicht mehr von seinem psychischen Wohlbefinden als von einem Gewichtsverlust. Er sollte aber versuchen, sein Gewicht konstant zu halten, denn in allen Studien herrscht Übereinstimmung darüber, dass eine bestimmte Gewichtsgrenze nicht überschritten werden darf. Sonst ist vermehrt mit Erkrankungen wie Diabetes mellitus Typ 2, Bluthochdruck, koronarer Herzkrankheit, Gelenkerkrankungen, Fettleber, Gallensteinen, Gicht, Krampfadern, Darmkrebs und Schlaganfall zu rechnen.

Zur Bestimmung des Ernährungszustandes kann der Body-Mass-Index dienen, der wie folgt definiert ist:

$$\text{BMI} = \text{Körpergewicht (kg)} / (\text{Körpergröße (m)})^2.$$

Der Normalwert liegt zwischen 18,5 und 24,9, wobei sich bei sehr muskulösen Personen Abweichungen ergeben können. Ab einem BMI von circa 30 treten vermehrt die bereits erwähnten Erkrankungen auf, und die Lebenserwartung ist eingeschränkt.

Wir wissen, dass in Ländern, in denen der Kohlenhydratanteil an der Nahrung hoch und der Fettanteil niedrig ist, die Lebenserwartung deutlich höher ist. Demzufolge besteht eine optimale

Nahrungszusammensetzung aus über 50 Prozent Kohlenhydraten, circa 30 Prozent Fett und circa 9 bis 12 Prozent Proteinen.

Um das zu erreichen, ist es nützlich, das Nahrungsangebot in sieben Gruppen einzuteilen und den angegebenen Mengenempfehlungen zu folgen.

Gruppe 1: Getreideprodukte und Kartoffeln

Fünf bis sieben Scheiben Vollkornbrot, eine Portion Nudeln oder Reis, vier bis fünf mittelgroße Kartoffeln – diese Produkte enthalten kaum Fett, aber reichlich Vitamine (insbesondere B1 und B6, Kartoffeln auch Vitamin C), Mineralstoffe und Ballaststoffe. Sie verhindern eine erhöhte Insulinfreisetzung und sorgen für eine lang anhaltende Sättigung.

Gruppe 2: Gemüse und Hülsenfrüchte

1 Portion gegartes Gemüse, 1 Portion rohes Gemüse, 1 Portion Salat – Garen wirkt sich gegenüber Kochen vorteilhaft aus, da der Vitaminverlust durch Kochen bis zu 50 Prozent betragen kann. Auch bei kühler Lagerung sinkt der Vitamingehalt in ein bis zwei Monaten um circa 30 Prozent. Deshalb gilt: kurz lagern, kurz erhitzen.

Gruppe 3: Obst

Ein bis zwei Portionen täglich sind optimal.

Für Gruppe 2 und 3 hat man die Regel *Nimm 5!* aufgestellt, es sollen also insgesamt fünf Portionen pro Tag aus beiden Gruppen konsumiert werden. Diese Produkte sind vitamin- (besonders Vitamin C), mineral- und ballaststoffreich. Der Kohlenhydratanteil von Obst und Gemüse liegt bei 2 bis 20 Prozent, der Fettgehalt unter 1 Prozent. Darüber hinaus besteht Gemüse zu 85 bis 95 Prozent aus Wasser, viel Vitamin C und Folsäure und trägt auch zur Versorgung mit Eisen und Kupfer bei.

Gruppe 4: Getränke

Empfohlen wird eine Menge von anderthalb bis zwei Litern Leitungswasser, Mineralwasser, Kräuter- oder Früchtetee, wenig Kaffee oder schwarzer Tee. Alkohol sollte in Maßen konsumiert werden, zum Beispiel 0,5 Liter Bier oder 0,25 Liter Wein. Vorsicht: Limonaden haben einen hohen Zuckergehalt von 7 bis 11 Prozent.

Gruppe 5: Milchprodukte

0,5 Liter fettarme Milch, Kefir oder Dickmilch, ein Becher Joghurt, zwei oder drei Scheiben fettarmer Käse – Milch liefert unter anderem Calcium, Vitamin B2 und B12.

Gruppe 6: Fisch, Fleisch, Wurst, Eier

Ein bis zwei Portionen Seefisch in der Woche (je 150 Gramm), höchstens zwei bis drei Mal pro Woche Fleisch, zwei bis drei Mal Wurst, bis zu 3 Eier pro Woche – 300 bis 600 Gramm Fleisch und Wurst pro Woche genügen, um den Körper mit ausreichend Proteinen, Eisen und den Vitaminen B1, B6 und B12 zu versorgen. Da mit Wurst und Fleisch gleichzeitig immer auch Fett in Form gesättigter Fettsäuren aufgenommen wird, erhöht sich damit der Cholesterinspiegel. Seefisch liefert Jod, Selen, Vitamin A und D und Omega-3-Fettsäuren (hauptsächlich in Fettfischen wie Hering,

Makrele, Tunfisch, nicht jedoch Aal); in Eiern finden sich neben Proteinen die Vitamine A, D und B12. Von Nachteil ist der hohe Cholesteringehalt im Eidotter.

Gruppe 7: Fette (Butter, Pflanzenfette, Öle)

Maximal 40 Gramm Streich- oder Kochfett pro Tag – reduzieren Sie die Fettmenge auf 70 bis 90 Gramm täglich, und achten Sie vor allem auch auf die versteckten Fette. Einfach ungesättigte Fettsäuren, die den Cholesterinspiegel senken, finden sich in Oliven-, Raps- und Erdnussöl, mehrfach ungesättigte in Sonnenblumen-, Mais-, Weizen- und Sojaöl. Leinöl sowie Raps-, Walnuss- und Sojaöl enthalten die Omega-3-Fettsäure Linolensäure.

Täglich nach dem 6–5–4–3–2–1-Prinzip auswählen

1 Portion Extras (Süßes, fette Snacks und Alkohol)
2 Portionen Fette und Öle
3 Portionen Milch und Milchprodukte + 1 Portion Fleisch, Wurst, Fisch oder Ei
4 Portionen Brot, Getreide und Beilagen
5 Portionen Gemüse, Salat und Obst
6 Portionen Getränke (inklusive eine Portion Obst- und Gemüsesaft)

Die Halb-Pfund-Regel

Vereinfachend kann man die Lebensmittel der sieben Gruppen zwei Gruppen zuordnen: Gruppe 1 mit Brot, Backwaren, Kartoffeln, Gemüse, Obst, Fruchtsaft, Milch, Milchprodukten und Gruppe 2 mit Fleisch, Wurst, Käse, Eiern, Fisch, Speisefett, Reis/Teigwaren,

Süßwaren. Von den Lebensmitteln der Gruppe 1 sollten Sie täglich ein halbes Pfund verzehren, von denen der Gruppe 2 ein halbes Pfund pro Woche.

Garen bei niedriger Temperatur mit wenig Wasser erhält den Geschmack, schont die Nährstoffe und verhindert die Bildung schädlicher Verbindungen. Achten Sie einmal bewusst auf die Vielfalt der uns zur Verfügung stehenden Lebensmittel: Sie sorgen für eine wirklich abwechslungsreiche Ernährung, wenn wir es nur wollen.

Heimliche Verführer und einfache Lösungen

Bei Asterix und Obelix genügte ein Schluck Zaubertrank, und der Rest ging von alleine. Leider verfügen wir zur Lösung unserer Ernährungswünsche über keine so einfache Lösung. Uns stehen nur Kohlenhydrate, Fette, Proteine und Wasser zur Verfügung, und daraus müssen wir etwas machen – und zwar im richtigen Verhältnis zueinander und zum täglichen Energiebedarf. Wer also abnehmen und/oder sich gesund ernähren will, muss seine täglichen Essgewohnheiten diesem Bedarf anpassen. Das heißt: weniger essen, durch mehr Bewegung mehr Energie verbrauchen oder beides kombinieren.

Wer das verstanden hat, ist schon einen Schritt weiter.

Für diejenigen unter uns, die nicht jeden Tag im Restaurant speisen – und das dürfte die überwältigende Mehrheit sein –, ist Ernährung eine Angelegenheit, die nicht erst am gedeckten Tisch beginnt, sondern lange vorher, nämlich bei der Planung.

Der »Überfall« auf den Supermarkt

»Überfall« bedeutet, dass etwas sehr überraschend und sehr schnell geschieht, überfallartig eben – aber bei allem, was mit Essen zu tun hat, sollten wir genau das vermeiden. Wer unüberlegt und hungrig einkauft, kauft meist das Falsche, und wer schnell isst, hat auch schnell wieder Hunger. Hinzu kommt, dass es in der Werbung in erster Linie nicht um Information geht, sondern darum, etwas verkaufen zu wollen. Leider ist der Betreiber eines Supermarktes eher selten an unserer Gesundheit interessiert. Sein Ziel ist eindeutig: Wir sollen viel kaufen. Natürlich hat der Händler nichts dagegen, dass wir auch gesunde Lebensmittel kaufen (zumal es ja eigentlich gar keine gesunden und ungesunden Lebensmittel gibt, denn es kommt nur auf die Menge und das Verhältnis an). Deshalb ordnet der Handel die Waren im Verkaufsraum so an, dass bestimmte Waren an ganz bestimmten Orten im Supermarkt zu finden sind: Zigaretten und Süßwaren befinden sich zum Beispiel nahezu immer an der Kasse. Aber auch der Kunde kann Strategien entwickeln, die ihm dabei helfen, mindestens drei Ziele zu erreichen: Zeit zu sparen, Geld zu sparen und sich gesund zu ernähren. Der Gang in den Supermarkt darf also durchaus einem Überfall gleichen, aber einem professionell geplanten: Sie gehen rein, räumen ab und verschwinden wieder, und zwar möglichst schnell! Im Gegensatz zu den Halunken bezahlen Sie allerdings. Falls Sie nicht durch Schlangen an der Fleischtheke oder an der Kasse aufgehalten werden, sollte ein Einkauf im Supermarkt nicht länger als 20 Minuten dauern.

Einbrecher haben meistens einen Lageplan des Gebäudes, in das sie einbrechen möchten. Den brauchen wir nicht, weil wir normalerweise immer im gleichen Supermarkt einkaufen und wissen, wo sich welche Waren befinden. Der Plan, den wir jedoch dringend brauchen, nennt sich Einkaufsliste. Wenn man wirklich nur das kauft, was auf der Liste steht, kann man die Bereiche des Supermarktes, in denen die »Versuchungen« lauern, elegant umfahren. Mein nächster Rat: Gehen Sie nicht hungrig einkaufen, sonst sind Sie deutlich weniger widerstandsfähig gegen Schokolade, Pizza und Kartoffelchips. Auch wenn das gar nicht auf der Einkaufsliste steht, kann man der Verlockung mit leerem Magen vielleicht nicht immer widerstehen.

Essen am Arbeitsplatz

Viele von uns nehmen ihre Hauptmahlzeit am Arbeitsplatz ein, doch längst nicht alle nutzen dafür die Kantine. Schade eigentlich, denn viele Kantinen bieten inzwischen Menüs an, die sich durch eine recht ausgewogene Verteilung der Nährstoffe auszeichnen. Außerdem sind das Telefon und der Computer weit weg, sodass man sich ungestört auf das Essen konzentrieren kann. Dieser Punkt ist wichtig, denn das Essen dient nicht nur der Nahrungsaufnahme und damit der Auffüllung der Energiereserven; um maximal von der Mittagspause profitieren zu können, ist es mindestens genauso wichtig, das Essen in entspannter, ruhiger Atmosphäre zu sich zu nehmen. Was tun? Ebenso wie der Einkauf im Supermarkt, kann auch die Mittagspause im Büro geplant werden. Wie wir wissen, stellt sich das Sättigungsgefühl ein, wenn das Gehirn Signale vom gedehnten Magen erhält und der Blutzuckerspiegel einen bestimmten Wert erreicht hat. Eine Magendehnung, die durch fettreiche Nahrung ausgelöst wird, enthält viel mehr Kalorien als die gleiche Menge einer kohlenhydratreichen Mahlzeit. Anders formuliert: Mit einer kohlenhydratreichen und fettarmen Mahlzeit erreiche ich die gleiche Sättigung – bei weniger Kalorien.

In den meisten Kantinen stehen verschiedene Gerichte, darunter auch vegetarische, zur Auswahl, man kann Salate als Beilagen wählen. Es darf auch durchaus mal die Currywurst oder das Schaschlik sein – aber nicht dreimal pro Woche. Nur wer sich abwechslungsreich ernährt, ernährt sich gesund und kann darüber hinaus auch sicher sein, alle erforderlichen Nährstoffe in ausreichender Menge aufzunehmen.

Auch wer nicht in der Kantine isst, sollte sich Zeit nehmen:

Bereiten Sie sich Ihre Mahlzeit zu Hause vor, anstatt von der Arbeit aus den Pizza-Schnelldienst anzurufen oder während der Mittagspause zu einem Imbiss oder in ein Fast-Food-Restaurant zu gehen. Im Imbiss beschränkt sich die Auswahl auf Currywurst, Bratwurst, Pommes frites, Schaschlik und Brathähnchen. All das ist auf jeden Fall deutlich fettreicher als eine zu Hause zubereitete Mahlzeit. Hinzu kommt die ausgesprochen schlechte Luft in vielen Imbissen oder Kneipen.

Viel besser ist es, entweder am Vorabend oder beim Frühstück belegte Brote vorzubereiten – was natürlich voraussetzt, dass man wirklich frühstückt.

Brot enthält bekanntermaßen kein oder nur sehr wenig Fett. Der Brotbelag aber oft umso mehr. Insbesondere Streichwurst hat sehr häufig einen hohen Fettanteil; wählen Sie deshalb lieber mageres Fleisch oder Hartkäse, und beim Brot lieber wenige, aber dicke, als viele dünne Scheiben. Dazu können Sie einen Salat, Obst, und natürlich eine ausreichende Menge an Getränken einpacken.

Wir trinken in der Regel deutlich zu wenig. Es ist aber nicht erst das Auftreten von Durst, das einen Flüssigkeitsmangel anzeigt. Es ist wichtig, regelmäßig zu trinken, auch wenn man nicht das Bedürfnis dazu verspürt. 1 ½ bis 2 Liter sollte die tägliche Trinkmenge betragen; versuchen Sie, jede Stunde ein Glas Mineralwasser oder Früchtetee zu trinken. Zu einem Lunchpaket gehört daher nicht nur das Essen, sondern auch die Flasche Wasser oder eine Thermoskanne Tee.

Wozu haben wir eigentlich eine Mittagspause? Sie soll der Erholung dienen, um Energie für die zweite Hälfte des Tages zu tanken. Computer, Telefon und Handy haben deshalb während dieser Zeit definitiv ebenfalls Pause. Es spricht nichts dagegen, im Sommer ruhig mal nach draußen zu gehen und seine Mahlzeit auf einer Parkbank einzunehmen. Wenn man im Büro bleibt, kann man seinen Stuhl vielleicht an das Fenster rücken. So reichen manchmal schon 10 Minuten: Man konzentriert sich ganz auf das Essen, schluckt es nicht einfach hinunter, sondern genießt bewusst den Geschmack, indem man jeden Bissen gründlich kaut. Dadurch wird nicht nur die Verdauung angeregt, die bei vorwiegend sitzender Tätigkeit oft Probleme bereitet, sondern auch ein besseres Gefühl der Sättigung erreicht.

Essen zu Hause

Viele Menschen schaffen es morgens nicht, ausgiebig zu frühstücken – insbesondere, wenn sie nur schwer aus dem Bett kommen. Weil es schnell gehen muss, besteht das »Frühstück« deshalb oft aus einer Tasse Kaffee. Hungergefühl kommt dann zunächst nicht auf, weil durch die Hektik das sympathische Nervensystem überwiegt, das in Situationen wie Aufregung, Eile oder Stress aktiviert wird. Für die Vorfahren des Menschen mag diese Reaktion durchaus sinnvoll gewesen sein, da sie ständig damit rechnen mussten, von wilden Tieren angegriffen zu werden und stets zum Kampf oder zur Flucht bereit sein mussten. Für den modernen Büromenschen jedoch stellt der Sympathikus quasi eine Altlast der Evolution dar, die aber immer noch funktioniert. Eine Art Fluchtreaktion tritt auch dann ein, wenn man in Gedanken schon mit etwas ganz anderem beschäftigt ist. Körperlich befindet man sich zwar noch am Frühstückstisch, geistig aber bereits bei der Arbeit. Hektik und Unruhe entstehen, der Sympathikus wird aktiviert, er setzt Stresshormone frei. Diese wiederum erhöhen den Blutzuckerspiegel, und der Hunger wird unterdrückt. Am Morgen sind unsere Energiereserven jedoch weitgehend erschöpft, unser Körper benötigt Nachschub. Durch morgendliche Hektik brauchen wir aber gerade den letzten Rest an Reserven auf, anstatt Energie zuzuführen. Wer im Stress ist, isst oft falsch. Dieser Energiemangel wird sich im Laufe des Vormittags bemerkbar machen. Allmählich gewinnt der Gegenspieler des Sympathikus, der Parasympathikus, die Oberhand, der Blutzuckerspiegel sinkt, die Folgen sind bekannt: Heißhunger und Leistungsabfall. Möglicherweise wird dann schon vor der Mittagspause zum ersten Schokoriegel gegriffen oder versucht, die Leistungsfähigkeit mit Kaffee zu erhalten. Kaffee hat natürlich gar keine Kalorien, führt aber zu einer Aktivierung des Sympathikus: Kurzzeitig steigt der Blutzuckerspiegel wieder an. Durch den Zucker in den Schokoriegeln wird zwar Energie zugeführt, aber auch schnell Insulin freigesetzt und damit der Blutzuckerspiegel wieder gesenkt – und der Kreislauf beginnt von vorn. Auf diese Weise werden schon vor dem Mittagessen zu viele Kalorien aufgenommen. Wenn uns nun unmittelbar vor der Mittagspause ein solcher Heißhungeranfall heimsucht, kommt vermutlich gleich darauf eine übergroße Portion Mittagessen hinzu. Das Energiedefizit aufgrund des ausgefallenen Frühstücks hat man jetzt also nicht nur ausgeglichen, man hat es sogar überkompensiert – und das Leistungsdefizit des Vormittags wird sich im Anschluss an das opulente Mittagessen fortsetzen, denn wie der Volksmund treffend sagt: »Voller Bauch studiert nicht gern«.

Das andere Extrem: Sie haben kurz vor der Mittagspause gerade einen Kaffee getrunken und einen Schokoriegel gegessen. Jetzt haben Sie natürlich einen hohen Blutzuckerspiegel und keinen Hunger. Sie essen also wieder zu wenig und leiden am Nachmittag erneut unter einem Energiedefizit. So geht es weiter bis zum Feierabend – jetzt möchte man sich entspannen. Der Stress lässt langsam nach, und als Belohnung gönnt man sich ein gutes Essen oder eine Flasche Wein. Nicht schlecht, aber Alkohol hat einen sehr hohen Energiegehalt. Wer außerdem aufgrund des fehlenden Frühstücks den ganzen Tag versucht hat, seine Energiebilanz auszugleichen, bekommt jetzt aufgrund des nachlassenden Stresses großen Hunger. Wenn dann zu einer überreichen zweiten warmen Mahlzeit noch die Kalorien des Alkohols hinzukommen, hat man aufs Neue überkompensiert. Der Alkohol macht müde, der volle Bauch verstärkt die Müdigkeit noch. Vom Abend wird auf diese

Weise nicht mehr viel übrig bleiben. Dabei ist zwischen 20 und 23 Uhr eigentlich die ideale Zeit, Sport zu treiben – wenn Sie es nicht schon frühmorgens gemacht haben. Aufgrund des falschen Timings bei den Mahlzeiten fallen die Augen meist auch ohne langweiliges Fernsehprogramm von alleine zu, der Sport hat auch diesmal leider wieder das Nachsehen. Also legt man sich schlafen, bis am nächsten Morgen viel zu spät der Wecker klingelt. Das Frühstück muss wieder ausfallen, und alles beginnt von vorn.

Dieses Problem haben übrigens mitnichten nur Menschen, die voll berufstätig sind – auch Männer und Frauen, die sich vornehmlich um Haushalt und Kinder kümmern, stoßen auf dieselben Hürden.

Essen unterwegs

Nicht jeder verbringt seinen Tag im Büro und hat die Möglichkeit, den Tagesablauf und damit auch die Mahlzeiten einigermaßen zu planen – viele Menschen sind beruflich viel unterwegs, mit dem Auto, mit dem Zug oder mit dem Flugzeug. Der Geschäftsreisende, der den Zug oder das Flugzeug benutzt, hat zwar gegenüber dem Autofahrer den Vorteil, sich während der Fahrt nicht auf den Verkehr konzentrieren zu müssen. Aufgrund von Verspätungen dieser Verkehrsmittel kann es aber auch hier zu Termindruck und damit zu Stress kommen. Bedenken Sie jedoch, wie Ihr Kreislauf durch stundenlanges Sitzen im Zug belastet werden kann, zumal wenn Sie nur wenig Beinfreiheit haben. Bei Flugreisen ist das Problem schon länger bekannt, man spricht hier vom *Economy-Class-Syndrom*: Durch die mangelnde Bewegung der Beine über einen längeren Zeitraum hinweg wird die Blutzirkulation eingeschränkt, und es können Thrombosen entstehen. Stehen Sie deshalb ruhig ab und zu auf und gehen Sie im Gang auf und ab. Im Zug ist natürlich auch ein Gang in den Speisewagen möglich. Dabei gilt die bekannte Regel: Früchte- oder Kräutertees, Mineralwasser und Sandwiches statt Kaffee und Kuchen oder Schokoriegel. Eine kleine Thermoskanne mit Tee oder eine Flasche Mineralwasser passen übrigens in jeden Aktenkoffer.

Die Mehrheit der Geschäftsreisenden ist auf das eigene Auto angewiesen. Immerhin ist man dadurch nicht von Fahrplänen abhängig und kann bei einer längeren Fahrt regelmäßig Pausen einlegen, vorausgesetzt, der Termindruck lässt es zu. Doch da lauert schon das erste Problem: Wer einem Termin nach dem anderen hinterherläuft und im stockenden Verkehr weitere Zeit verliert, hat keine Zeit für Pausen. Stundenlanges Autofahren ist aber extrem anstrengend und ermüdend. Irgendwann sind die Energiereserven verbraucht, Hunger stellt sich ein und man muss eine Pause einlegen, möglicherweise im Autobahnrestaurant oder an einem Schnellimbiss an der Landstraße. Und hier tappt man in die bekannten Fallen: Man isst zu schnell, zu fettig und zu viel. Wenn man dann weiterfährt, ist keine Erholung zu spüren, sondern eher Müdigkeit. Die Aufmerksamkeit lässt nach, man muss sich stärker konzentrieren, Stresshormone werden freigesetzt, der Energieverbrauch steigt an – und schon bald hat man wieder Hunger. Wer im Autobahnrestaurant isst, sollte deshalb leichte Gerichte wie Suppen, Salatteller, Fisch-, Kartoffel- oder Nudelgerichte mit leichten Saucen sowie Obst wählen.

Planen Sie Ihre Pausen präzise. Wer ein eigenes Lunchpaket mit Vollkornbrot, Obst, fettarmem Fleisch, Käse, einem Milchgetränk und Mineralwasser dabei hat, spart Wartezeit im Restaurant. Auf diese Weise schlägt man wieder mehrere Fliegen mit einer Klappe: Man ist unabhängig von Fast-Food-Restaurants und Imbissen mit ihren oft ungesunden Angeboten, kann bei einem Heißhungeranfall sofort eine Pause einlegen und etwas essen und nimmt neben den Nährstoffen genügend Vitamine und Ballaststoffe auf. Dies wirkt sich günstig auf die Verdauung aus, die durch das lange Sitzen oft ein Problem ist. Eine professionelle Ausrüstung erleichtert hier vieles: Eine Kühlbox im Auto hält Obst und Gemüse frisch und sorgt im Sommer für kühle Getränke. Zur Grundausstattung sollte auch ein genügend großer Vorrat an Mineralwasser gehören.

Wer auf der Geschäftsreise mehrere Tage unterwegs ist, findet auf dem Frühstücksbuffet im Hotel sicherlich Vollkornbrot mit Käse, Obst, Müsli und Joghurt. Wenn man zu dunklen Brotsorten greift, nutzt man den Vorteil einer ballaststoffreichen Ernährung und vermeidet die schnelle Insulinfreisetzung, die den Blutzucker senkt und schnell wieder zu Hunger führt.

Oft werden Geschäftsreisende abends zum Essen eingeladen, und möglicherweise wird dabei auch reichlich Alkohol getrunken. Auf Dauer kann sich das zumindest auf das Gewicht auswirken. Wer tagsüber wenig und/oder unregelmäßig gegessen hat, wird bei einem reichhaltigen Menü am Abend umso mehr zugreifen. Wer hingegen im Laufe des Tages regelmäßig kleine, gesunde Mahlzeiten zu sich genommen hat, kann am Abend auch mal die leichtere Variante des Menüs wählen.

Alle Ernährungsfallen können leicht vermieden werden, indem Sie Ihren Einkauf planen, Ihre Lebensmittel bewusst auswählen und Ihre Mahlzeiten bei der Arbeit und zu Hause gut planen.

Sorgen Sie für Ruhe beim Essen, konzentrieren Sie sich auf Ihre Mahlzeit und vermeiden Sie Störungen. Kalkulieren Sie auf Reisen Pausen ein, und nehmen Sie entsprechende Mahlzeiten und Getränke mit.

Diese Tipps und Ratschläge werden Ihnen sicher den Weg zu einer Ernährungsumstellung und einen bewussteren Umgang mit Nahrung erleichtern.

Effektives Fitnesstraining

Als ich André Albrecht kennen lernte, war er noch kein Doktor der Biologie, doch bereits eine bekannte Persönlichkeit in den Reihen der Ausdauerspezialisten. Ich hatte im Wolfsburger Ortsteil Fallersleben ein Triathlonteam aufgebaut, und dafür brauchte ich einen Trainer. Wer konnte die Sportler so trainieren, dass sie zu den Besten zählen würden? Mit weniger wäre ich nicht zufrieden gewesen. Ich suchte und wurde in Braunschweig fündig, denn dort studierte und trainierte André – und man hörte nur Gutes über ihn.

Wahrscheinlich ahnten André und ich, dass wir uns in den kommenden Jahrzehnten nicht mehr aus den Augen lassen würden, und so übernahm André die Trainingssteuerung der Topathleten und machte daraus nur wenige Jahre später seinen Beruf. Heute leitet er das Institut für Trainingsoptimierung in Wolfsburg.

Was ich bis heute an ihm schätze, ist seine klare und deutliche Sprache. Es gibt keine Modetrends, keinen Lifestylesport, von denen er sich blenden ließe, er verabscheut Doping (selbst mit Weizenbier) aus tiefster Seele, und er macht keinen Unterschied zwischen Hobby- und Spitzensportlern. Jeder Mensch, der zu ihm kommt, bekommt eine klare Aussage, und die, die damit umgehen können, haben Erfolge zu verzeichnen.

André Albrecht ist mir selbst in schwierigsten Zeiten nicht von der Seite gewichen, hat mit mir Rekorde und Abenteuer vorbereitet, mich allerdings auch immer wieder mal für komplett verrückt erklärt. Er hat mir nicht einmal die Spur einer Chance gelassen, sein Training wirklich infrage zu stellen. Wie gut erinnere ich mich an die Vorbereitung eines Rekords in den späten 80er Jahren. Ich hatte vollmundig den Herstellern des *Versa Climber*, eines Cardio-Ganzkörper-Trainingsgeräts zum Klettern, erklärt, dass ich im Rahmen einer Fitnessmesse einen Dreifach-Weltrekord aufstellen würde. Vornehmlich Muskelpakete aus den USA hatten es sich bis dahin zur Aufgabe gemacht, verschiedenste Weltrekorde an diesem Gerät zu erklettern. Ich war überheblich und leichtsinnig. Also bat ich André, mich auf diesen Punkt hin zu trainieren. Wir betraten Neuland, aber es dauerte nicht lange und ich machte meine erste, für dieses Trainingsgerät extra entwickelte Leistungsdiagnostik. Das dann folgende Trainingsprogramm ließ mich verzweifeln: »Das kann doch nicht sein Ernst sein!« Er ließ mich leiden. Ich gab das ein oder andere Mal auf und war sicher, dass dieser Trainingsplan unmöglich zu erfüllen sei. Als ich einmal wieder fix und fertig war, raste ich vor Wut. Ich rief ihn an und beschimpfte ihn: »Dieser Trainingsplan ist das Letzte! Der ist nicht umsetzbar!« Umgehend bekam ich zur Antwort: »Gut, dann ist dein komischer Rekord auch nicht umsetzbar!« Danach hörte ich nur noch das Tuten im Hörer, das mir sagte, dass mein Trainer aufgelegt hatte. Ich kämpfte mich in den kommenden Wochen bis zur Erfüllung des Trainingsplanes vor und absolvierte anschließend in drei Tagen drei Weltrekorde.

Was hatte ich begriffen? Nichts im Leben ist umsonst! Willst du wirklich etwas Großes, dann musst du bereit sein, darum zu kämpfen und einen Preis dafür zu zahlen! Davon bin ich auch heute noch überzeugt, allerdings wundere ich mich auch über meine damalige Überheblichkeit. Ich habe durch Verletzungen bitter dafür bezahlen müssen – das würde ich heute definitiv anders machen. Aber auch deshalb begleitet André Albrecht mich immer noch: Er stellt sich auf die jeweilige Aufgabe ein, er ist flexibel, er hört zu.

Vitalität, Frische, Kraft (André Albrecht)

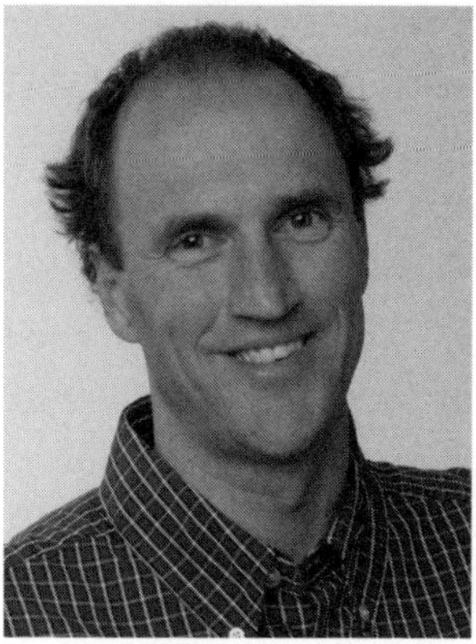

Ich will ehrlich zu Ihnen sein: Wenn Sie sich dafür entscheiden, die Fitness Ihres Körpers zu verbessern, müssen Sie sich darüber im Klaren sein, dass Fitnesstraining mitunter anstrengend ist. Sie werden ins Schwitzen kommen, Sie werden auch einmal einen Muskelkater spüren. Und es wird Tage geben, an denen Sie keine Lust zum Training haben. Wenn Sie aber diese Mühen auf sich nehmen, sich trotz fehlender Lust zum Training aufraffen, dann werden Sie etwas Einzigartiges erleben, das die ganze Mühe lohnt: das Gefühl von Vitalität, Frische und Kraft – nichts anderes ist Fitness.

Sie haben vielleicht schon von einfacheren Methoden gehört, von weniger anstrengenden Programmen und sagenhaften Zeitplänen – vergessen Sie es! Es führt kein anderer Weg zur Fitness als sportliches Training im Schweiße des Angesichts: Der Weg ist also das Ziel.

In diesem Kapitel erfahren Sie, wie Sie die richtige Fitness-Sportart für sich finden, wie effektives Training funktioniert, welche Methoden es gibt, Ihren Trainingspuls zu bestimmen, wie Sie durch Sport besser abnehmen können und welche Schritte Sie zu einem effektiven Fitnesstraining führen. Alle Tipps und Anregungen in diesem Kapitel gehen davon aus, dass Sie sportgesund sind. Lassen Sie sich im Zweifelsfall von dem Arzt Ihres Vertrauens durchchecken, in diesem Zusammenhang ist insbesondere das Herz-Kreislauf-System wichtig.

Welche Sportart passt zu mir?

Wenn Sie sich bereits für eine Sportart entschieden haben, ist der erste Schritt bereits getan. Falls nicht, gebe ich Ihnen eine Hilfe bei der Auswahl. Das wichtigste Kriterium: Die Sportart muss Ihnen Spaß machen! Orientieren Sie sich nicht an Aussagen wie »Mit der Sportart kann man dies und das besonders gut trainieren«. Wenn Sie Ihren Sport nur widerwillig betreiben, werden Sie eher auch einmal ein Training ausfallen lassen – auf diese Weise trainieren Sie gar nichts. Weiterhin sollten Sie beachten, dass Sie die Sportart auch gut und einfach ausführen können sollten. Skilanglauf ist eine hervorragende Sportart – für viele mangels Schnee vor der Haustür aber keine echte Option.

Die folgende Tabelle gibt einen kleinen Überblick über die gängigen Sportarten und ihre Vor- und Nachteile.

Sie können sich nicht entscheiden? Prima! Dann nehmen Sie eben zwei oder mehrere Sportarten – abwechslungsreiches Training ist immer besser. So trainieren Sie unterschiedliche Körperpartien und lernen andere Bewegungsabläufe kennen.

Einige wichtige Prinzipien sportlichen Trainings

Damit das Training auch den gewünschten Erfolg bringt, sind einige wichtige Regeln einzuhalten. Diese Prinzipien sportwissenschaftlicher Trainingslehre sind die Grundsätze, nach denen die Anpassungsprozesse im Körper ablaufen. Halten Sie diese Regeln nicht ein, wird der gewünschte Anpassungsprozess nur abgeschwächt oder gar nicht oder sogar widerläufig vonstatten gehen.

Sportart	Vorteile	Nachteile
Laufen	praktisch überall durchführbar wenig Ausrüstung erforderlich	für stark Übergewichtige nur bedingt geeignet
Radfahren	für Übergewichtige gut geeignet auch Ungeübte können längere Touren absolvieren	bei schlechter Witterung teils aufwändige Schutzausrüstung erforderlich
Schwimmen	überwiegend gelenkschonend für Übergewichtige gut geeignet	an Öffnungszeiten gebunden stark Übergewichtige mögen sich unter Umständen nicht öffentlich zeigen
Rad-Ergometer / Spinning	für Übergewichtige gut geeignet Spaß beim Gruppentraining	ohne Gruppe (Spinning) möglicherweise sehr monoton
Inline-Skating	gelenkschonend für Übergewichtige geeignet	technisch anspruchsvoll Ausrüstung notwendig
Walking/ Nordic Walking	gute Einsteiger-Sportart für Übergewichtige geeignet	für Trainierte teils nicht sehr effektiv
Skilanglauf	gelenkschonend sehr effektives Ganzkörpertraining	nicht überall durchführbar
Krafttraining	bei richtiger Durchführung gutes Ganzkörpertraining	nur sinnvoll in Kombination mit Ausdauertraining
Fitnessstudio	abwechslungsreiches Training möglich wetterunabhängig Trainer als Ansprechpartner	an Öffnungszeiten gebunden
Aerobic und ähnliche Angebote	Motivation durch Gruppentraining Training der Koordination abwechslungsreich	an Kurszeiten gebunden

Anpassungsprozesse im Körper

Der Begriff *Kondition* umfasst die fünf Bereiche Kraft, Ausdauer, Schnelligkeit, Beweglichkeit und Koordination. Aus ihnen setzt sich jede Sportart in unterschiedlichen Anteilen zusammen – der Sprinter braucht natürlich primär Schnelligkeit, aber beim Start auch viel Kraft, für den Gewichtheber ist Kraft natürlich das Wichtigste, die Ausdauer ist untergeordnet.

Im Bereich des Fitness-Sports sind vor allem die Bereiche Ausdauer und Kraft wichtig.

Ausdauertraining verringert die Gefahr von Herz-Kreislauf-Erkrankungen deutlich und ist die sinnvollste Variante zur Gewichtsreduktion. Die wichtigsten Trainingsanpassungen sind ein leistungsfähigeres Herz-Kreislauf-System sowie die bessere Durchblutung der Muskulatur (Kapillarisierung). Durch die konstante Belastung ist außerdem der Energieverbrauch relativ hoch. Dieser Effekt ist für das Abnehmen durch Sport sehr wichtig. Ausdauertraining wird bei Fortgeschrittenen idealerweise durch einen Pulsmesser kontrolliert.

Beim *Krafttraining* sollte die Stabilisierung der Rumpfmuskulatur (Bauch, Rücken, seitlicher Rumpf) im Vordergrund stehen. Rückenbeschwerden haben ihre Ursache häufig in zu schwach ausgebildeter Rumpfmuskulatur. Wichtig ist zu wissen, dass Krafttraining nicht sofort zu einem Muskelzuwachs führt – Ausdauersportler wünschen nur eine begrenzte Muskelmasse, müssen sie diese doch »über die Strecke schleppen«. Zunächst erfolgt der Kraftzuwachs durch ein besseres Zusammenspiel der Muskelfasern innerhalb des Muskels (intramuskuläre Koordination), im zweiten Schritt über das optimierte Zusammenspiel verschiedener Muskeln (intermuskuläre Koordination), dann durch Muskelzuwachs (Hypertrophie) und schließlich durch Vermehrung der Muskelzellen (Hyperplasie).

Der wirksame Trainingsreiz (Prinzip 1)

Wenn Sie einen gewünschten Trainingseffekt hervorrufen wollen, müssen Sie das dafür sinnvolle Training in richtiger Dauer und Intensität durchführen – das ist eigentlich alles. Wieso »eigentlich«? Weil dieses Prinzip, das wichtigste Prinzip sportlichen Trainings, leider überraschend häufig nicht eingehalten wird. Wenn Sie Olympiasieger im Gewichtheben werden wollen, wird Ihnen sofort einleuchten, dass ein Training mit leerer Hantelstange Sie nicht zum Erfolg führen wird – das Training wäre zu locker. Versuchen Sie aber übermannsgroße Steine zu bewegen, werden Sie die Goldmedaille auch nicht umgehängt bekommen. Das heißt: Sie müssen in der richtigen Intensität trainieren. Für verschiedene Trainingsziele gibt es unterschiedliche Intensitätsbereiche, die im Ausdauersport häufig per Puls kontrolliert werden. Welcher Intensitätsbereich ist nun für welches Trainingsziel sinnvoll? Und wie bestimmen Sie die unterschiedlichen Intensitätsbereiche? Noch etwas Geduld bitte.

Die Superkompensation (Prinzip 2)

Ihr neues Auto ist ohne Defekte und ohne Kratzer. Dies ändert sich im Laufe der Zeit. Irgendwann werden Reparaturen fällig, erst kleine, dann immer größere. Schließlich ist der Verfall unaufhaltsam, aus einer Schrottkiste wird kein Rennauto mehr. Fazit: Die Qualität des Wagens mindert sich durch seinen Gebrauch.

Und beim Menschen? Hier ist es genau anders: Durch Training werden schlappe Muskeln straff, kleine Herzen groß und langsame Läufer schnell. Menschen, die sich vom »Neuwagen« schon weit entfernt hatten, sich schon als »Schrottkiste« gefühlt haben, beginnen mit Fitnesstraining und laufen vielleicht sogar bald noch einen Marathon. Fazit: Die Qualität des Körpers bessert sich durch seinen Gebrauch.

Das ist so, weil der Körper lebt, sich nach Training erholen und der Belastung anpassen kann. Genau das ist das Prinzip der Superkompensation:

1. **Training:** Während des Trainings wird der Körper ermüdet, die Fitness ist reduziert
2. **Erholung:** Nach dem Training erfolgt eine Pause, die Fitness nimmt wieder zu, der Körper ist schließlich wieder genauso fit wie vor dem Training
3. **Anpassung:** Der Körper spürt diesen Effekt aus Training und Erholung. Und um beim nächsten Mal besser auf die Belastung vorbereitet zu sein, passt er sich etwas mehr an, als es zur Erholung allein notwendig wäre. Somit wird der Körper schließlich leistungsfähiger als vorher.

Gäbe es nur Schritt 1, ginge es Ihnen wie einem Auto. Gäbe es nur Schritt 1 und 2, würde sich Training nicht lohnen, Sie wären hinterher bestenfalls so fit wie vorher. Erst durch Schritt 3 wird Training sinnvoll. Die Belastung wird nicht nur ausgeglichen (kompensiert), sondern mehr als ausgeglichen, und das bezeichnet man als Superkompensation.

Das Prinzip von Belastung und Erholung (Prinzip 3)

Für ein effektives Fitnesstraining sind also sowohl die Belastung als auch die Erholung wichtig. Die Belastung muss in sinnvoller Intensität und Dauer erfolgen. Dies ist Schritt 1 bei der Superkompensation. Schritt 2 und 3 erfolgen nach dem Training, während der Erholung. Sie werden also nicht *während* des Trainings fitter, im Gegenteil, dort werden Sie im Laufe der Belastung immer erschöpfter, sondern in der Pause *nach* dem Training! Daher sind Pausen im Training sehr wichtig. Wie lang sollten diese Pausen sein?

Faustregel 1: Trainieren Sie mindestens zweimal pro Woche, sonst wird die Pause so lang, dass der Trainingseffekt aus dem dritten Schritt der Superkompensation wieder verloren geht.

Faustregel 2: Am nächsten Tag haben Sie sich meist von Ihrem Training so weit erholt, dass Sie wieder loslegen können.

Faustregel 3: Trainieren Sie möglichst nicht an zwei aufeinander folgenden Tagen im mittleren oder intensiven Intensitätsbereich.

Die erste ist die wichtigste Faustregel: Einmal ist keinmal! Gegen die dritte Regel kann ein trainierter Sportler schon mal verstoßen (im Leistungsbereich wird dies sogar absichtlich getan), er muss dann nur dafür Sorge tragen, dass er die Erholung nachholt. Wenn Sie nur am Wochenende zum Training kommen und in der Woche nicht – dann geht's eben Samstag und Sonntag los und in der Woche erholt sich der Körper vom Training. Und wenn Sie gerne vier Mal trainieren möchten, dies aber nur an vier Tagen hintereinander möglich ist – kein Problem, schließlich haben Sie danach drei Tage Pause.

Die drei Intensitätsbereiche im Fitnesstraining

Um den richtigen Trainingseffekt zu erzielen, müssen Sie mit der richtigen Intensität und Dauer trainieren. Die Dauer ist leicht zu ermitteln, ein Blick auf die Uhr verrät Ihnen sofort, wie lange Sie bereits unterwegs sind. Die entscheidende Messgröße zur Bestimmung der Trainingsintensität ist zunächst von Sportart zu Sportart unterschiedlich. Beim Laufen ist es die Geschwindigkeit, beim Radfahren die physikalische Leistung in Watt. Beide Werte können heutzutage während der Belastung aktuell gemessen werden, beim Laufen zum Beispiel mit dem *Timex-GPS-Bodylink-System* oder beim Rad fahren mit der *SRM-Kurbel*. Beide Systeme liefern sehr präzise Daten und sind für ambitionierte Sportler durchaus sinnvoll. Im Fitness-Bereich hingegen genügt der Pulsmesser voll und ganz, um das Training effektiv zu steuern. Auch im Leistungsbereich wird der Pulsmesser zur Kontrolle der Trainingsintensität als Ergänzung zu anderen Methoden eingesetzt. Der Einsteiger sollte zunächst aber ohne Pulsmesser loslegen, um ein Körpergefühl für die Belastung zu entwickeln; dazu später mehr. Nach circa zwei bis drei Monaten Training ist ein Pulsmesser eine sinnvolle Anschaffung. Etwas kompliziert wird die Angelegenheit dadurch, dass es unterschiedliche Intensitätsbereiche, also Pulsbereiche, gibt. Jeder Bereich hat natürlich spezielle Trainingsanpassungen zur Folge. Im Fitnesstraining wird zwischen den drei Bereichen locker, mittel und intensiv unterschieden. Zur Erklärung dieser Intensitätsbereiche und deren Auswirkungen auf den Organismus werde ich die Disziplin Lauf benutzen. Einerseits ist Laufen eine sehr verbreitete Sportart, andererseits ist jeder in seinem Leben sicher schon gelaufen, und sei es nur im Sportunterricht. Somit kann sich jeder unter Laufen etwas vorstellen.

Trainingsbereich: locker (Grundlagenausdauer 1/GA 1)

Dieses Training dient als Basis des gesamten Ausdauertrainings. Die Trainingsintensität, hier also Lauftempo und Trainingspuls, sind vergleichsweise niedrig. Vergleichen Sie sportliches Training mit dem Bau eines Hauses, so entspricht das Training in der Pulsstufe GA1 dem Fundament des Hauses. Da dieses Training im wahrsten Sinne des Wortes grundlegend ist, muss der Großteil des Trainings in diesem Bereich absolviert werden. Faustregel: Mindestens 50 Prozent Ihrer wöchentlichen Trainingszeit sollten Sie in diesem Pulsbereich verbringen. Dies gilt auch dann, wenn Sie den zum Abnehmen effektiveren mittleren Pulsbereich zur Gewichtsreduktion nutzen wollen. Tun Sie das nicht, hat Ihr Haus kein ausreichendes Fundament, Sie errichten Ihr gesamtes Training auf einem wackligen Untergrund. Das kann funktionieren – es kann aber auch schiefgehen. Bei Sportarten, in denen die Belastung zu einem Großteil sehr intensiv ist, sollten Sie daher ein Ausdauertraining im lockeren Pulsbereich als Ausgleich absolvieren. Beim Tennis beispielsweise ist der Puls während des Ballwechsels teils sehr hoch, die Belastung spielt sich im mittleren oder sogar intensiven Pulsbereich ab. Dagegen sackt der Puls zwischen den Ballwechseln meist bis unter den lockeren Pulsbereich ab. Hier fehlt also das Ausdauertraining im lockeren Pulsbereich. Die Folge eines nicht ausreichenden Fundaments ist in jedem Fall ein nicht optimaler Fitnesszustand.

Als Jugendlicher habe ich selbst Tennis gespielt. Damals begann ich mit dem Laufen und konnte aufgrund besserer Ausdauer bald Gegner schlagen, die technisch versierter waren als ich. In seltenen Fällen können die Folgen mangelnden Trainings im lockeren Pulsbereich aber auch gravierender sein, als Folge eines falsch aufgebauten Trainings kann es zu einem nicht optimalen Immunsystem mit erhöhter Infektanfälligkeit kommen. Der Einsteiger schafft es zu Beginn vielleicht nur für fünf Minuten, selbst dieses lockere Tempo zu halten, doch der geübte Fitness-Sportler wird mit etwas Training problemlos bis zu einer Stunde oder auch noch länger in diesem Tempo laufen können. Sie werden als Anfänger hier relativ rasch Fortschritte in Ihrer Ausdauerfähigkeit feststellen.

So geht es

Ein Einlaufen ist nicht notwendig, Sie können ohne Bedenken gleich mit dem lockeren Trainingspuls beginnen. Wenn Sie aber gern ganz langsam beginnen wollen – auch gut, dann laufen Sie eben langsamer beziehungsweise mit einem Puls unterhalb des lockeren Pulsbereichs los. Bedenken Sie aber, dass das Training unterhalb des lockeren Pulsbereichs Ihren Körper auf Dauer zu wenig fordert, um einen wirksamen Trainingsreiz auszulösen. Daher sollten Sie nach spätestens fünf Minuten den lockeren Trainingsbereich erreicht haben. Das eigentliche Training findet dann fast immer als Dauerbelastung statt, also als Dauerlauf ohne Pausen. Einsteiger hingegen fangen besser mit Laufintervallen, unterbrochen von Gehpausen, an. Die Belastungsdauer liegt über 20, besser 30 Minuten, und kann bis circa 90 Minuten dauern, bei geübten Fitness-Sportlern auch länger. Im Training sollten Sie aber nur in Ausnahmefällen über zweieinhalb Stunden laufen, deutlich längere Radtouren sind hingegen kein Problem. Ein Auslaufen ist wiederum nicht notwendig, es spricht aber genau wie beim Einlaufen auch nichts dagegen.

Trainingsbereich: mittel (Grundlagenausdauer 2/GA 2)

Das Training der Grundlagenausdauer 2 (GA2) findet bei mittlerem Lauftempo oder mittlerem Trainingspuls statt. Der GA2-Pulsbereich liegt oberhalb des GA1-Pulsbereichs. Ziehen Sie wieder das Haus als Vergleich heran, so befinden Sie sich jetzt im Erdgeschoss. Die Trainingseffekte dieses Pulsbereichs sind unter anderem die Gewöhnung an höhere Geschwindigkeiten, Motoriktraining und die Verbesserung der Muskelkraft und -ausdauer. Wie Sie an dieser Aufzählung erkennen können, sind dies Trainingsanpassungen, die für ein Fitnesstraining nicht unbedingt notwendig sind. Ich rate Ihnen aber dennoch, auch in diesem Pulsbereich zu trainieren, um Abwechslung in Ihr Training zu bekommen. Läufer, die nur im lockeren GA1-Pulsbereich trainieren, gewöhnen sich durch fehlende Abwechslung häufig einen »Schlappschritt« an. Dies ist bei Läufern, die ihr Training durch den Einsatz verschiedener Lauftempi variieren, selten zu beobachten.

Das Thema Abnehmen

Der GA2-Pulsbereich hat im Fitnesstraining eine weitere wichtige Bedeutung: In diesem Pulsbereich ist das Abnehmen durch Fettabbau am effektivsten! Unter Fitness-Sportlern kursiert seit Jahren das Gerücht, dass Abnehmen durch Sport um so effektiver sei, je niedriger das Lauftempo beziehungsweise der Puls sei, da bei niedrigem Puls die Fettverbrennung, auf die wir noch eingehen werden, am größten sei. Dies ist leider nur die halbe Wahrheit. Wenn die Tatsache zuträfe, dass umso mehr Fett verbrannt wird, je niedriger der Puls ist, wäre Abnehmen beim Sitzen noch effektiver als beim langsamen Laufen – und beim Schlafen am effektivsten. Leider funktioniert das nicht: Beim Sitzen oder Schlafen ist der Energieverbrauch des Körpers zu gering. Je niedriger der Puls ist, desto größer ist zwar der *prozentuale* Anteil der Fettverbrennung an der Bereitstellung der durch den Körper benötigten Energie. Der restliche Anteil der benötigten Energie wird aus Kohlenhydraten gewonnen. Für das Abnehmen viel interessanter ist jedoch der *absolute* Anteil des verbrannten Fetts: Wie viel Gramm Fett verbrennt der Körper pro Trainingsminute?

Diese absolute Fettmenge errechnet sich aus dem Gesamtenergiebedarf des Körpers multipliziert mit dem prozentualen Anteil der Fettverbrennung an der Bereitstellung der durch den Körper benötigten Energie. Im lockeren GA1-Pulsbereich ist der prozentuale Anteil der Fettverbrennung zwar hoch, der Energieverbrauch des Körpers aber gering. Somit wird trotz des hohen prozentualen Anteils der Fettverbrennung an der Energiebereitstellung absolut gesehen nur wenig Fett verbraucht. Fazit: Der lockere GA1-Pulsbereich ist zum direkten Abbau der Fettpolster nur eingeschränkt empfehlenswert.

Durch Autofahren mit niedrigem Tempo wird der Tank Ihres Autos auch nur langsam leer.

Im mittleren GA2-Pulsbereich liegt der prozentuale Anteil der Fettverbrennung etwa auf mittlerem Niveau, der Energieverbrauch des Körpers ist ebenfalls auf mittlerem Niveau. Hier ist der absolute Fettverbrauch verglichen mit dem lockeren Pulsbereich höher, denn obwohl prozentual weniger Fett zur Energiebereitstellung herangezogen wird, gleicht der vergleichsweise hohe Energieverbrauch dies mehr als aus. Fazit: Der mittlere GA2-Pulsbereich ist zum Abbau der Fettpolster besser geeignet.

Im intensiven WSA-Pulsbereich kehrt sich das Ganze wieder um: Der prozentuale Anteil der Fettverbrennung liegt auf sehr niedrigem Niveau, der Energieverbrauch des Körpers ist dagegen sehr hoch. Hier ist der absolute Fettverbrauch aufgrund des sehr geringen prozentualen Anteils trotz des sehr hohen Energiebedarfs gering.

So geht es

Laufen Sie sich für fünf bis 20 Minuten im lockeren GA1-Pulsbereich ein. Die eigentliche Belastung im GA2-Pulsbereich sollte etwa zwischen zehn und 40 Minuten betragen. Diese Belastungszeit kann bei Einsteigern natürlich auch kürzer sein, bei Radfahrern sind hier auch Belastungsdauern von bis zu zwei Stunden möglich.

Die GA2-Belastung können Sie auf zweierlei Art durchführen.

Zum einen können Sie das Training in extensiven Intervallen absolvieren. Extensiv bedeutet, dass die Belastung moderat ist. Sinnvoll sind hier zum Beispiel zwei bis acht Mal zwei bis fünf Minuten im Pulsbereich GA2 mit zwei bis drei Minuten Trabpause oder zwei bis vier Mal zehn Minuten mit fünf Minuten Trabpause. Steigern Sie zunächst die Anzahl der Wiederholungen schrittweise, später können Sie auch die Belastungsdauer vergrößern. Einige Sportler kontrollieren die Trabpause über den Puls: Sie traben ganz locker, und sobald der Puls unter 130 absinkt, starten sie wieder zum nächsten Intervall. Erfahrungsgemäß ist bei trainierten Sportlern auch im Fitness-Bereich der Puls häufig so schnell auf 130 abgesunken, dass die Pausen zu kurz wären. Kontrollieren Sie die Pausenlänge besser über die Zeit. Faustregel im GA2-Bereich: Pausenlänge gleich mindestens halbe Intervalllänge.

Die andere Variante der Belastungsgestaltung ist ganz einfach: Sie absolvieren die zehn bis 40 Minuten Belastung ohne Pausen in einem Stück. Läufer bezeichnen diese Variante als Tempodauerlauf.

Das Training wird mit mindestens fünf bis zehn Minuten lockerem Auslaufen abgeschlossen.

Trainingsbereich: intensiv (wettkampfspezifische Ausdauer/WSA)

Wie der Name schon sagt, ist dieses Training speziell für ambitionierte Sportler gedacht. Es spricht aber für Freizeitsportler nichts dagegen, auch in diesem Pulsbereich zu trainieren. Viele Fitness-Sportler meinen, hohe Pulswerte seien schädlich. Dies ist nicht richtig – bei Sportgesundheit ist gegen hohe Pulswerte nichts einzuwenden. Sie haben ja gelernt, dass der Körper sich Belastungen anpassen kann. Ein Beispiel aus der Praxis: Susanne Normaljoggerin läuft seit vielen Jahren dreimal die Woche ihre Hausrunde. Für die circa acht Kilometer braucht sie je nach Tagesform zwischen 45 und 50 Minuten. Susanne fühlt sich während des Laufs pudelwohl und nach dem Training wie neugeboren. Nun hat ihr Ehemann wieder einmal den Hochzeitstag vergessen und schenkt ihr zur Wiedergutmachung einen Pulsmesser. Die Freude darüber ist aber nur von kurzer Dauer: Susanne schaut nach fünf Minuten das erste Mal auf ihre neue Pulsuhr und liest die Zahl 160. Das kann doch nicht gesund sein! Auch ihre Freundin, mit der sie ab und zu gemeinsam joggt, warnt eindringlich vor so hohen Pulswerten. Also läuft Susanne ab da langsamer, aber es macht ihr bei diesem langsamen Tempo kaum noch Spaß.

Immer wieder werden hohe Pulswerte als gefährlich eingestuft. Noch einmal: Bei Sportgesundheit bestehen keine Bedenken. Susanne braucht sich zunächst einmal keine Sorgen zu machen. Sie sollte aber überprüfen, ob ihr 160er-Wohlfühlpuls im lockeren, mittleren oder intensiven Pulsbereich liegt, um ihr Training sinnvoll zu strukturieren. Bei Sportlern, selbst im Leistungsbereich, ist ein Puls von 160 auch im lockeren Pulsbereich nichts Ungewöhnliches.

Das Training der Wettkampfspezifischen Ausdauer (WSA) wird bei hohem Lauftempo oder hohem Trainingspuls absolviert. Der WSA-Pulsbereich liegt wiederum oberhalb des GA2-Pulsbereichs. Die Grenze zwischen dem GA2- und dem intensiven WSA-Pulsbereich bildet die sogenannte anaerobe Schwelle. Oberhalb dieser Schwelle kann die Muskulatur aufgrund der intensiven Belastung nicht mehr ausreichend mit Sauerstoff versorgt werden und bildet daher verstärkt Milchsäure (Laktat). Diese Milchsäure ist eine Säure im chemischen Sinne, daher stammt die Formulierung »die Muskulatur übersäuert«. Diese Übersäuerung toleriert die Muskulatur nur begrenzt, daher kann die Belastung in diesem Pulsbereich auch nur begrenzt aufrechterhalten werden. Wie lange ein Läufer in diesem Tempo laufen kann, richtet sich nach dem Trainingszustand. Ein Anfänger wird dieses Tempo kaum fünf Kilometer weit durchhalten, ein Marathon-Profi läuft fast den gesamten Marathon im intensiven Bereich oder knapp darunter.

So geht es

Die Belastung in Pulsstufe WSA erfolgt anlog der Belastung in Pulsstufe GA2. Das Einlaufen erfolgt für fünf bis 20 Minuten im lockeren GA1-Pulsbereich. Die eigentliche Belastung im WSA-Pulsbereich sollte etwa zwischen fünf und 30 Minuten liegen. Diese Belastungszeit kann bei Einsteigern natürlich auch kürzer sein, bei Radfahrern sind hier auch Belastungsdauern von bis zu einer Stunde möglich.

Die WSA-Belastung können Sie wieder auf zweierlei Art durchführen – zum einen als intensive Intervalle. Intensiv bedeutet, dass die Belastung hier im Gegensatz zur GA2-Belastung hoch ist. Sinnvoll sind hier zum Beispiel zwei bis acht Mal eine bis drei Minuten mit einer bis drei Minuten Trabpause. Die Pause soll dabei etwa so lang sein wie die WSA-Belastung. Die andere Variante ist wieder die Dauermethode: Sie absolvieren die Belastung ohne Pausen in einem Stück. Hier bieten sich Volksläufe an.

Das Training wird wieder mit mindestens fünf bis zehn Minuten lockerem Auslaufen abgeschlossen.

Orientieren Sie sich an unserem Beispiel Hausbau, so entspräche WSA-Training als Spitzenbelastung dem Dach. Wichtigster Trainingseffekt ist hier die deutliche Verbesserung der absoluten Leistungsfähigkeit. Fazit: Training im WSA-Pulsbereich ist für Fitness-Sportler nicht notwendig, aber auch nicht schädlich, es kann problemlos zur Verbesserung der Fitness genutzt werden. Eine Einschränkung sollten Sie aber beachten: Als Einsteiger trainieren Sie bitte erst nach circa zwei bis drei Monaten in diesem Pulsbereich. Legen Sie erst das Fundament, errichten Sie dann die Wände und setzen Sie erst dann das Dach darauf.

Pulsbereich	Fachbegriff	Haupttrainingseffekte	Durchführung
unterhalb des lockeren Bereichs	Regenerativer Bereich	Regeneration, kein Trainingseffekt im engeren Sinne	kurzzeitige Aktivität unterhalb des lockeren Pulsbereichs
locker	Grundlagenausdauer 1 (GA1)	allgemeines Fitnesstraining Basistraining für alle Belastungen	Dauerbelastung von 20 Minuten bis (je nach Sportart) mehreren Stunden
mittel	Grundlagenausdauer 2 (GA2)	spezielles Fitnesstraining Gewichtsreduktion	Einlaufen GA1 Belastung GA2 (Intervalle oder Dauerbelastung) Auslaufen GA1
intensiv	Wettkampfspezifische Ausdauer (WSA)	intensives Fitnesstraining Verbesserung der maximalen Leistungsfähigkeit	Einlaufen GA1 Belastung WSA (Intervalle oder Dauerbelastung) Auslaufen GA1

Wie bestimme ich meine Pulsbereiche?

Wenn Ihr Training effektiv sein soll, halten Sie sich an die genannten Trainingsprinzipien. Ein sehr wichtiges Prinzip ist der wirksame Trainingsreiz, der besagt, dass Sie mit der für Ihr Trainingsziel richtigen Intensität trainieren müssen. Wir haben gelernt, dass es für verschiedene Trainingsziele wie Fitnesstraining, Abnehmen oder Leistungsverbesserung jeweils spezielle Intensitätsbereiche gibt, die Sie idealerweise über einen Pulsmesser kontrollieren. Die Frage lautet nun: Wie bestimmen Sie Ihre individuellen Pulswerte für die Trainingsbereiche locker (GA1), mittel (GA2) und intensiv (WSA)? Ich stelle Ihnen hier vier Methoden vor, die in ihrer Handhabung unterschiedlich aufwändig sind, und die die Pulswerte auch unterschiedlich präzise bestimmen.

Methode 1: Faustformeln mit fixen Pulswerten

Die einfachsten Methoden zur Bestimmung der Trainingsherzfrequenz-Bereiche sind sogenannte Faustformeln. Die simpelste Faustformel lautet: Ausdauertraining (gemeint ist der lockere GA1-Pulsbereich) sollte bei Puls 130 durchgeführt werden. Kann Puls 130 für alle Fitness-Sportler stimmen? Zunächst einmal ist dies ein Durchschnittswert, was bedeutet, dass es auch höhere und niedrigere Werte geben muss. Wer sagt Ihnen, das für Sie nicht einer der höheren oder niedrigeren Werte richtig ist? Wenn Ihnen in einem Schuhgeschäft der Verkäufer die für Ihre Größe und Alter entsprechende Durchschnitts-Schuhgröße heraussucht, würden Sie den Schuh auch nicht blind kaufen. Zudem ist der Puls bei Männern und Frauen grundsätzlich leicht unterschiedlich. Frauen haben aufgrund Ihres genetisch bedingt höheren Körperfettanteils auf das Körpergewicht bezogen das kleinere Herz, das folglich häufiger schlagen muss. Daher ist der Puls bei Frauen tendenziell leicht höher.

Für welche Sportart gilt Puls 130? Stellen wir die Frage anders: Hat ein Fitness-Sportler in allen Sportarten dieselben Pulswerte? Betrachten Sie dafür die drei klassischen Fitness-Sportarten Schwimmen, Rad fahren und Laufen. Unsere Mustersportlerin Susanne trainiert in allen drei Disziplinen überwiegend mit einem lockeren Anstrengungsgefühl. Wäre ihr Puls in allen drei Disziplinen identisch oder unterschiedlich? Antwort: Der Puls ist unterschiedlich! Beim Laufen muss Susanne ihr komplettes Körpergewicht selbst tragen, beim Rad fahren trägt der Sattel etwas mehr als die Hälfte des Körpergewichts und beim Schwimmen muss Susanne nur circa 10 Prozent ihres Körpergewichts selbst über Wasser halten, den Rest trägt das Wasser. Der Körper befindet sich beim Laufen in der Aufrechten und beim Schwimmen in der Horizontalen, auf dem Fahrrad ist der Oberkörper leicht nach vorn gebeugt. Beim Schwimmen muss das Blut folglich einen geringen, beim Rad fahren einen mittleren und beim Laufen einen großen Höhenunterschied überwinden. Der Puls ist aus den etwas vereinfacht dargestellten Gründen beim Laufen am höchsten und beim Schwimmen am niedrigsten. Die Differenz beträgt zwischen Schwimmen und Rad fahren meist ungefähr acht bis 15 Schläge, zwischen Rad fahren und Laufen meist noch einmal so viel. Diese Differenz ist abhängig vom Fitnessstand und von der Disziplin, in der ein Sportler am meisten trainiert.

Sie sehen, dass die für Sie individuell richtigen Trainingsherzfrequenzbereiche für die Trainingsintensitäten locker, mittel und intensiv mit einfachen fixen Pulswerten nicht sinnvoll festzulegen sind. Mein Rat: Verzichten Sie auf solche Faustformeln.

Methode 2: Errechnete Pulswerte

Es gibt verschiedene rechnerische Formeln, mit denen Sie Ihre Pulsbereiche bestimmen können. Fast alle diese Methoden beziehen sich auf den Maximalpuls. Eine einfache Formel lautet: Der lockere Intensitätsbereich liegt bei 70 bis 80 Prozent des Maximalpulses. Haben Sie also beispielsweise einen Maximalpuls von 200, so ergäbe dies einen lockeren GA1-Pulsbereich von 140 bis 160. Doch woher kennen Sie Ihren Maximalpuls? Weit verbreitet ist die nächste Faustformel *Maximalpuls = 220 minus Lebensalter*. Nach dieser Formel hätte ein Sportler in einem Alter von 40 Jahren einen Maximalpuls von 220 minus 40 = 180, es ergäbe sich also mit den Prozentwerten 70 bis 80 ein Pulsbereich von 126 bis 144.

Diese Art der Maximalpulsbestimmung ist sehr ungenau. Der Unterschied der Herzfrequenzen zwischen Mann und Frau wird nicht beachtet. Die Annahme, dass der Maximalpuls um einen Schlag pro Lebensjahr sinkt, ist falsch. Und der Maximalpuls ist ebenfalls abhängig von der Sportart – am dichtesten kommen Sie Ihrem tatsächlichen biologischen Maximalpuls beim Laufen. Aber selbst wenn Sie Ihren Maximalpuls genau bestimmen würden, wäre diese einfache Prozent-Methode nicht genau genug. Nehmen Sie an, Susanne und ihre Freundin hätten beiden einen Maximalpuls von 200. Beide laufen gleich schnell, sowohl im Training als auch bei Volksläufen, wenn es einmal »um die Wurst« geht. Susanne hat, wie wir bereits wissen, beim lockeren Joggen einen Puls von 160, ihre Freundin neben ihr aber einen Puls von nur 130. Für beide ergäbe sich ein GA1-Trainingspulsbereich von 140 bis 160. Susanne liefe im Training also schon fast zu schnell, ihre Freundin deutlich zu langsam. Da beide bei Volksläufen gleich schnell sind, muss aber auch das Trainingstempo mehr oder wenig gleich hoch liegen. Sie erinnern sich: Der wichtige Parameter beim Laufen ist die Geschwindigkeit.

Hier liegt die Schwäche dieser einfachen Formel: Es wird nicht berücksichtigt, wie steil der Puls bei Belastung ansteigt. Bei Susanne steigt er von locker bis maximal um 40 Schläge an, bei ihrer Freundin um 70. Die Folge: Sportler erhalten bei gleicher Leistungsfähigkeit und gleichem Maximalpuls die identischen Trainingspulsbereiche, obwohl ihr Puls bei Belastung unterschiedlich stark ansteigt. Die unterschiedlichen Trainingstempi, die daraus resultieren, sind unsinnig.

Es gibt eine rechnerische Formel, bei der die »Steilheit« der Pulskurve teilweise berücksichtigt wird. Bei der Karvonen-Methode wird nicht nur der Maximalpuls zur Berechnung herangezogen, sondern ebenso der Ruhepuls. Diese Methode ist die beste rechnerische Methode, mit der Sie selber relativ einfach Ihre Pulsbereiche bestimmen können. Sie benötigen dafür nur eine ganz einfache Pulsuhr.

Zunächst bestimmen Sie Ihre Ruheherzfrequenz (RHF). Dies erfolgt am besten morgens im Liegen direkt nach dem Aufwachen. Ertasten Sie Ihre Halsschlagader neben dem Kehlkopf und zählen Sie die Pulsschläge für 15 Sekunden und multiplizieren sie mit vier. Bestimmen Sie den Ruhepuls über eine Woche, und ziehen Sie den niedrigsten Wert zur Berechnung heran.

Des Weiteren benötigen Sie Ihre maximale Herzfrequenz (MHF). Um diese zu bestimmen, sollten Sie sportgesund und ausgeruht sein. Laufen Sie sich zehn Minuten warm und steigern dann das Tempo nach und nach, sodass Sie nach weiteren fünf bis zehn Minuten an Ihre Belastungsgrenze kommen. Wenn Sie fast nicht mehr können, geben Sie noch einmal alles für einen Endspurt und schauen dann auf Ihre Pulsuhr. Runden Sie den Wert auf die nächsten zehn Schläge auf, bei 193 zum Beispiel auf 200.

Nun haben Sie alle notwendigen Werte und können Ihre Trainingsherzfrequenzen (THF) errechnen.

Die Formel lautet: THF = (MHF - RHF) x Faktor + RHF

Die Faktoren für die verschiedenen Trainingsbereiche:

- locker (GA1): untere THF: Faktor 0,6; obere THF: Faktor 0,7
- mittel (GA2): untere THF: Faktor 0,7; obere THF: Faktor 0,8
- intensiv (WSA): untere THF: Faktor 0,8; obere THF: Faktor 0,9

Ein Beispiel: Susanne hat eine MHF von 200 und eine RHF von 50. Dann errechnet sie ihren lockeren Pulsbereich. Ein Pulsbereich hat eine untere und obere Grenze, die einzeln errechnet werden. Die untere Pulsgrenze errechnet sich mit 0,6 als Faktor: (200 – 50) x 0,6 + 50 = 140. Die obere Pulsgrenze errechnet sich mit 0,7 als Faktor: (200 - 50) x 0,7 + 50 = 155. Susannes GA1-Trainingsbereich läge also zwischen 140 und 155.

Diese Methode ist die beste rechnerische Methode, die Sie mit einfachen Mitteln anwenden können. Sie brauchen lediglich einen einfachen Pulsmesser und einen Taschenrechner. Allerdings unterschätzen Sie damit Ihre tatsächlichen Pulswerte fast immer, deshalb sollen Sie Ihren Maximalpuls auch aufrunden; die tatsächlich richtigen Pulswerte liegen fast immer höher. Diese Methode ist daher vor allem für Einsteiger aussagekräftig, fortgeschrittene Fitness-Sportler werden sich mit diesen Werten nicht zufriedengeben.

Methode 3: Polar OwnZone

Höherwertige Pulsmesser halten für den Fitness-Sportler eine interessante Methode zur Bestimmung der Pulsbereiche bereit. Am bekanntesten ist hier das *OwnZone-Verfahren* der Marke *Polar.* Sie führen nach Anweisungen des Pulsmessers ein Aufwärmverfahren durch, bei dem Sie für vorgegebene Zeiten verschieden intensive Belastungen absolvieren. Der Pulsmesser errechnet anhand dieses Verfahrens Ihre Pulsbereiche.

Meiner Erfahrung nach ist das *Polar-OwnZone*-Verfahren präziser als die Karvonen-Methode. Allerdings können auch hier noch deutliche Abweichungen vorkommen. Bedenken Sie vor dem Kauf eines höherwertigen Pulsmessers: Ein einfaches Modell ist zusammen mit einem Laktat-Test (der präzisesten Methode zur Bestimmung der Trainingspulsbereiche) häufig preiswerter als ein hochwertiges Pulsuhr-Modell mit der *OwnZone*-Funktion.

Noch ein Wort zu höherwertigen Pulsmessern. Viele Geräte bieten eine Angabe zum Kalorienverbrauch an. Vergessen Sie diese Anzeige, sie ist sehr unpräzise. Die Pulsuhr berechnet den Kalorienverbrauch aus dem Puls. Der Energieverbrauch Ihres Körpers hängt aber nicht direkt vom Puls ab, sondern von der Geschwindigkeit, mit der Sie laufen. Sie können den Spritverbrauch Ihres Autos auch nicht von der Motordrehzahl ablesen, denn diese ist ja nicht nur von der Geschwindigkeit abhängig, sondern auch vom eingelegten Gang. Beim Rad fahren wird dies noch deutlicher. Die Tretleistung wird in Watt gemessen. 1 Watt ist gleich 1 Joule pro Sekunde beziehungsweise 4,18 Kalorien pro Sekunde. Ein ungeübter Fahrer tritt im GA1-Pulsbereich vielleicht 100 Watt, nach einem Jahr Training bei identischem Puls aber bereits 200 Watt, folglich ist der Energieverbrauch jetzt doppelt so hoch. Woher soll der Pulsmesser das wissen?

Methode 4: Leistungsdiagnostik mit Laktat-Messung

Eine Leistungsdiagnostik ist die präziseste Methode zur Bestimmung der Herzfrequenzen beim Training. Lassen Sie sich bitte nicht vom Begriff Leistungsdiagnostik abschrecken. Der Name bedeutet nicht, dass dieses Verfahren nur für Leistungssportler sinnvoll ist, ganz im Gegenteil! Er hat seinen Ursprung darin, dass bei Fahrrad-Tests auf dem Ergometer eine Leistung im physikalischen Sinne gemessen wird (die physikalische Einheit der Leistung ist Watt).

Bei einer Leistungsdiagnostik wird die Belastung kontrolliert gesteigert. Ein Läufer kann sich zunächst bei individuell niedriger Geschwindigkeit für einige Minuten warmlaufen, beispielsweise bei sechs oder acht Stundenkilometer. Dann wird die Geschwindigkeit sukzessive erhöht, vielleicht um zwei Stundenkilometer alle drei Minuten. Dazwischen liegt immer eine kurze Pause, in der die Herzfrequenz gemessen und ein Tropfen Blut aus dem Ohr entnommen wird. Im Blut wird das Laktat, also die Milchsäure gemessen. Je höher die Belastung, desto mehr Milchsäure wird gebildet. Bei hohen Geschwindigkeiten wird so viel Laktat gebildet, dass der Körper mit dem Abbau unter anderem in der Leber nicht mehr nachkommt. Die Milchsäurekonzentration im Muskel und dann auch im Blut wird immer größer, der Muskel übersäuert.

Die Geschwindigkeit, der Laktatwert sowie die Herzfrequenz werden in ein Diagramm übertragen, aus denen der Leistungsdiagnostiker dann die individuellen Trainingsherzfrequenzen des Sportlers absolut genau ablesen kann. Ein geübter Diagnostiker kann aus dem Ergebnis auch viele weitere Trainingsempfehlungen ableiten. Diese Methode ist allen Sportlern zu empfehlen, die ihr Training ernst nehmen. Denken Sie wieder an das Prinzip des wirksamen Belastungsreizes – je genauer die Pulswerte, desto effektiver das Training.

Wo kann man solche Tests durchführen lassen? Eine Liste von Instituten finden Sie im Internet unter www.polar-deutschland.de. Achten Sie bei der Auswahl eines Leistungsdiagnostikers vor allem darauf, ob er trainingswissenschaftliche Kenntnisse besitzt, aber verwechseln Sie eine Leistungsdiagnostik bitte nicht mit einer sportärztlichen Untersuchung bei Ihrem Hausarzt, einem Internisten oder auch Sportarzt, die der Feststellung der Sportgesundheit dient. Eine Leistungsdiagnostik hingegen bestimmt Ihren Fitnessstand, legt Ihre Trainingsherzfrequenzen fest und entwickelt daraus Trainingsempfehlungen sowie vielleicht auch einen Trainingsplan. Dafür benötigt der Leistungsdiagnostiker eine Ausbildung als Sportwissenschaftler oder Trainer. Dieses zusätzliche Wissen haben auch Sportärzte nur selten.

Ernährung während der Belastung

Ich gehe hier vor allem auf die unter körperlicher Belastung wichtigen Fakten ein. Der menschliche Körper enthält je nach Fitnessstand und Geschlecht zwischen 10 und 30 Prozent Fett. Spitzen-Ausdauersportler liegen auch darunter, viele Übergewichtige sogar noch darüber. Nehmen Sie den Mittelwert von 20 Prozent, so ergeben sich daraus bei 75 Kilogramm Körpergewicht 15 Kilogramm Fett. Das sind immerhin 75 Stück Butter à 250 Gramm! Nehmen

Methode	Prinzip	Vorteile	Nachteile
Faustformel	Training nach einfachen Vorgaben	sehr einfach	sehr unpräzise
Rechnerische Methode nach Karvonen	Trainingspuls-Bestimmung mit individuellem Ruhe- und Maximalpuls	beste rechnerische Methode, einfach	fast immer Unterschätzung der tatsächlichen Werte
Polar OwnZone	relativ einfaches Verfahren auf der Basis der Herzfrequenz-Variabilität	einfach durchzuführen, genauer als Karvonen-Methode	teureres Pulsuhr-Modell notwendig, trotzdem u. U. noch unpräzise Werte
Laktat-Test (Leistungsdiagnostik, Fitness-Check)	Laktat- und Herzfrequenz-Bestimmung bei kontrollierter Belastung	mit Abstand präziseste Methode	nicht in allen Regionen verfügbar, aufwändig

Sie einmal an, ein Sportler mit diesen Werten würde auf einem Laufband bei fünf Stundenkilometer ununterbrochen gehen. Der Sportler bekäme Wasser, Mineralien und Vitamine nach Bedarf, aber keine Energie, also keine Kohlenhydrate, keine Eiweiße und auch kein Fett. Wie lange könnte er theoretisch allein von seinen Fettreserven zehren? Das Ergebnis ist überraschend – es wären circa zwei bis drei Wochen. Der Energiegehalt der Fettspeicher ist enorm – deshalb sind Fett-weg-Diäten, die den Gewichtsverlust innerhalb weniger Tage versprechen, auch zum Scheitern verurteilt. Nun kann man fragen, wieso wir mehrmals am Tag Hunger haben, wenn wir doch über solche Energiespeicher verfügen? Es wäre doch einfacher, nur einmal wöchentlich zu essen – Sie fahren mit Ihrem Auto schließlich auch nicht nach jeder Fahrt zur Tankstelle, sondern erst, wenn sich der Tankinhalt dem Ende nähert. Es gibt dafür zwei Gründe. Zunächst kann das Gehirn Energie nur aus Kohlenhydraten gewinnen, die Fettspeicher nützen hier nichts. Die Kohlenhydratspeicher (Leber, Muskeln) sind aber wesentlich kleiner und reichen daher nur für einige Stunden, bei sportlicher Belastung sogar nur für ein bis zwei Stunden. Gehen die Kohlenhydrate zur Neige, droht der Blutzuckerspiegel zu sinken und der Körper löst das Hungergefühl aus, um eine Unterzuckerung und damit eine Mangelversorgung des Gehirns zu verhindern. Weiterhin können Fette aus biochemischen Gründen nicht ohne die Gegenwart von Kohlenhydraten verbrennen: Fette verbrennen sozusagen in der Flamme der Kohlenhydrate. Daraus folgt für Ausdauersportler, dass das Fettverbrennungstraining auf nüchternen Magen mindestens sinnlos, nicht selten sogar gefährlich ist, zum Beispiel durch erhöhte Verletzungsgefahr bei Konzentrationsmangel aufgrund der Unterzuckerung des Gehirns. Fitnesssportler hingegen neigen dazu, zur Gewichtsreduktion die Nahrungszufuhr so weit einzuschränken, dass sie teilweise mit leeren Kohlenhydratspeichern zum Training erscheinen. Auch das funktioniert nicht. Zum einen erreichen sie bei Kohlenhydratmangel den für die Fettverbrennung so effektiven mittleren GA2-Puls nicht, zum andern können Fette ohne Kohlenhydrate nicht effektiv verbrannt werden. Dauerhafter Kohlenhydratmangel schwächt zudem das Immunsystem und begünstigt bei ambitionieren Sportlern das Übertrainings-Syndrom.

Sie müssen also vor und auch während längerer Belastung Kohlenhydrate zu sich nehmen. Bei einer sportlichen Belastung ab eineinhalb Stunden wie einer Radtour oder einer Skiwanderung sollten Sie ein bis eineinhalb Bananen oder entsprechende Mengen anderer kohlenhydratreicher Nahrungsmittel pro Stunde zu sich nehmen. Wichtig ist zudem das ausreichende Trinken bereits vor dem Einsetzen des Durstgefühls. Die Trinkmenge kann je nach Außentemperatur stark schwanken, sollte aber bei sportlicher

Belastung etwa 500 Milliliter pro Stunde nicht unterschreiten. Achten Sie als Sportler auf eine ausreichende Natrium-Zufuhr; natriumarme Wässer sind für Sportler nur selten sinnvoll. Muskelkrämpfe haben neben ungenügendem Training ihre Ursache meist in Wasser- oder Natriummangel (und nicht in Magnesiummangel). Bei abwechslungsreicher Ernährung besteht für Sportler neben kohlenhydratreicher Nahrung während längerer Belastung kein erhöhter Bedarf an zusätzlichen Produkten wie Vitamintabletten. Die Ausnahme: Ihr Arzt stellt durch eine Blutuntersuchung ein Defizit fest.

Abnehmen durch Sport

Unter Abnehmen ist im engeren Sinne der Abbau von Körperfett zu verstehen, der prozentuale Körperfettanteil soll also sinken. Abnehmen ist nur unter der Bedingung möglich, dass der Energieverbrauch größer ist als die Energieaufnahme. Dies bezieht sich auf einen längeren Zeitraum, zum Beispiel eine Woche, denn während einer Mahlzeit, also beim Mittagessen zwischen zwölf und 13 Uhr verschiebt sich natürlich kurzzeitig diese Bilanz Ist diese Bedingung nicht erfüllt, ist Abnehmen nicht möglich. Haben Sie auch schon von Übergewichtigen gehört, die einfach nicht abnehmen, obwohl sie »praktisch nichts mehr essen«? Diesen Übergewichtigen ist häufig das Gefühl für die Nahrungsmenge verloren gegangen; nicht selten wird an den Hauptmahlzeiten gespart, sodass subjektiv der Eindruck von »praktisch nichts« entsteht. Die Zwischenmahlzeiten dagegen werden oft verdrängt oder unterschätzt.

Können Sie abnehmen, wenn Sie sich nur von Pommes frites und Currywurst ernähren? Aber sicher: Wenn Sie jeden Tag für 2 500 Kalorien essen, aber 3 000 Kalorien verbrauchen, werden Sie abnehmen. Natürlich können Sie im Gegenzug auch mit noch so gesunder Ernährung zunehmen – essen Sie täglich 3 000 Kalorien Obst, Gemüse und andere Vollwertkost, verbrauchen aber nur 2 500 Kalorien, so wird der Zeiger der Waage unweigerlich nach rechts wandern.

Was kann der Fitnesssportler tun, damit der Energieverbrauch größer ist als die Energieaufnahme? Er kann erstens durch Sport mehr Energie verbrauchen, er kann zweitens durch weniger oder fettärmeres Essen weniger Energie zu sich nehmen, oder er kann drittens beides zugleich tun. Der Energieverbrauch beim Sport hängt von den Faktoren Dauer und Intensität ab. Steigern Sie Dauer oder Intensität, nimmt der Energieverbrauch zu. Noch einmal der Autovergleich: Fahren Sie länger oder schneller Auto, steigt die Menge des verbrauchten Sprits. Beim Menschen ist der Sachverhalt etwas komplizierter, denn Menschen haben im Gegensatz zum Auto zwei Treibstoffe: Kohlenhydrate und Fette. Im GA1-Pulsbereich ist der prozentuale Anteil der Fettverbrennung am Energiebedarf des Körpers hoch, aber der Energieverbrauch pro Zeiteinheit gering. Daher sind in diesem Pulsbereich lange bis sehr lange Trainingseinheiten zum effektiven Abnehmen notwendig. Im GA2-Pulsbereich ist der Energieverbrauch pro Zeiteinheit bereits etwas höher, der prozentuale Anteil der Fettverbrennung am Energiebedarf des Körpers liegt auf mittlerem Niveau. Daher sind in diesem Pulsbereich mittellange Trainingseinheiten zum Abnehmen ausreichend. Dieses Training, das ich bereits ausführlich beschrieben habe, eignet sich durch den absolut größten Fettverbrauch pro Zeiteinheit besonders für Fitnesssportler, denn es sind keine überlangen Trainingseinheiten im GA1-Pulsbereich notwendig, zu denen Fitness-Sportlern fast immer die Zeit fehlt. Im WSA-Pulsbereich ist der Energieverbrauch pro Zeiteinheit sehr hoch, der prozentuale Anteil der Fettverbrennung am Energiebedarf des Körpers aber sehr gering. Daher reichen eigentlich kurze bis mittellange intensive Trainingseinheiten zum Abnehmen, hier wird das Fett weniger während des Trainings als in den Regenerationsphasen verbrannt. Das Problem hierbei ist: Durch intensives Training mit hohem Kohlenhydratverbrauch tritt häufig großer Hunger auf. Diese Variante sollten Sie nur dann wählen, wenn Sie Ihren Appetit hinterher im Zaum halten können.

Eine häufig gestellte Frage lautet: Darf ich abends nach dem Training noch etwas essen? Selbstverständlich! Der Essenszeitpunkt ist nicht relevant für die langfristige Energiebilanz – es hat auf den Spritverbrauch auch keinen Einfluss, zu welcher Tageszeit Sie tanken.

Der Fitnessplan: Vom Einsteiger zum Fitnesssportler

Jetzt haben Sie alle Kenntnisse zusammengetragen, die Sie benötigen, um ein Fitnesssportler mit sinnvollem Training zu werden. Sie wissen nun, nach welchen Kriterien Sie Ihre Sportart auswählen sollten, welche Trainingsprinzipien es zu beachten gilt, nach welchen Methoden Sie Ihre Trainingspulsbereiche bestimmen können und was Sie beim Abnehmen durch sportliches Training zu beachten haben.

Auf dieser Basis werde ich Ihnen einen mehrstufigen Trainingsplan vorstellen, mit dem Sie es vom Bewegungsmuffel zum Fitnesssportler schaffen können. Wenn Sie bereits etwas Sport treiben, dann steigen Sie an der Stelle in diesen Plan ein, die Ihrem aktuellen Fitness-Stand entspricht. Dabei soll uns wieder das Laufen als Beispiel dienen. Wichtig: Treten während einer dieser Stufen Probleme auf, sollten Sie die nächste Stufe nicht in Angriff nehmen, bevor die Probleme behoben sind. Manche Probleme wie leichte Muskelschmerzen werden von alleine wieder verschwinden, andere vielleicht nicht. Daher empfehle ich Ihnen, das vorbeugende nächste Kapitel zum Thema Kräftigung besonders sorgfältig zu lesen, bevor Sie wirklich loslegen.

Ihr Ziel ist die Stufe 7. Planen Sie dafür drei bis sechs Monate ein. Setzen Sie sich nicht zu sehr unter Druck, aber seien Sie trotzdem konsequent bei der Verfolgung Ihres Ziels!

Stufe 1: Vorbereitung

Diese Stufe ist zwar sehr kurz, aber äußerst wichtig: Stellen Sie sicher, dass Sie sportgesund sind. Gehen Sie zu einem Arzt Ihres Vertrauens, schildern Sie Ihr Vorhaben, und lassen Sie sich eventuell zu einem Spezialisten überweisen.

Stufe 2: Wahl der Sportart

Entscheiden Sie sich für eine Sportart. Legen Sie sich die wichtigsten Ausrüstungsgegenstände zu. Beim Laufen sind dies: Laufschuhe, die Sie am besten in einem fachkundigen Laufshop mit Videoanalyse kaufen, gute Socken, damit es keine Blasen gibt, ein Funktionshemd, damit der sicher fließende Schweiß nicht gleich zu einer Erkältung führt (im Sommer tut es ganz am Anfang auch ein einfaches T-Shirt), sowie eine Laufhose, damit keine wund gelaufenen Stellen entstehen. Weitere Utensilien wie eine Laufjacke oder weitere nützliche Accessoires kommen dann im Laufe der Zeit dazu. Einen Pulsmesser legen Sie sich jetzt noch nicht zu, Sie sollen zunächst Ihr Körpergefühl entwickeln.

Stufe 3: Fangen Sie an!

Jetzt geht es los. Durch die Lektüre dieses Kapitels haben Sie einen Nachteil – Sie haben keine Ausrede mehr! Aller Anfang ist schwer. Beginnen Sie daher mit abwechselndem Gehen und Laufen. Das soll so aussehen: Trainieren Sie zweimal wöchentlich nach dem

Schema eine Minute laufen – eine Minute gehen – eine Minute laufen. Fangen Sie vielleicht mit zehn Minuten an und steigern Sie das Training minutenweise, bis Sie in der Lage sind, dieses Programm zweimal wöchentlich für 20 Minuten zu absolvieren. Laufen Sie in dem Tempo, in dem Sie sich wohl fühlen. Sie werden schnell merken, wenn das Tempo zu schnell ist. Laufen Sie aber auch nicht bewusst langsam, variieren Sie vielmehr das Tempo in den Laufintervallen. Dadurch entwickeln Sie Ihr Körpergefühl, das sehr wichtig und ein entscheidender Vorteil des Sportlers gegenüber dem Nicht-Sportler ist. Ein gutes Körpergefühl warnt Sie vor Überlastungen nicht nur im Sport, sagt Ihnen, wann eine Pause notwendig ist oder kündigt Erkältungen so früh an, dass Sie häufig noch gegensteuern können, um die Beschwerden zumindest zu lindern. Wichtig dabei: Achten Sie nicht auf die Atmung! Der Atemrhythmus stellt sich völlig von allein ein. Des Weiteren ist es fast unmöglich, selbst bei lockerer Anstrengung nur durch die Nase zu atmen. Gewöhnen Sie es sich also gar nicht erst an. Die Nasenöffnung ist nun einmal kleiner als der Mund, also bekommt ein Sportler durch die Nase auch weniger Luft. Eine Ausnahme von der Mundatmung mag für im Halsbereich empfindliche Personen bei niedrigen Temperaturen gelten, doch durch Training werden Sie auch unempfindlicher und widerstandsfähiger. Zusätzlich gibt es einen Trick: Drücken Sie die Zunge gegen den Gaumen – trotz Mundatmung wird die Atemluft beim Umströmen der Zunge angewärmt.

Stufe 4: Vom Laufgeher zum Dauerläufer

Nach wie vor trainieren Sie zweimal wöchentlich für 20 Minuten. Jetzt ändern Sie das Schema. Die Laufintervalle werden länger, aus einer Minute Laufen – einer Minute Gehen wird zunächst zwei Minuten Laufen – eine Minute Gehen, dann drei Minuten Laufen –

eine Minute Gehen und so weiter. Auch hier gilt: Tempo variieren! Am Ende dieser Stufe sollen Sie in der Lage sein, zweimal wöchentlich 20 Minuten ohne Pause zu laufen. Bis Sie dieses Ziel erreichen, kann es etwas dauern, aber verlieren Sie nicht den Mut. Wie gesagt: Ganz ohne Anstrengung werden Sie nicht zum Fitnesssportler.

Stufe 5: Vom Dauerlauf zum Minimal-Programm

Damit Ausdauer-Sport seine positiven Wirkungen auf den Organismus entfalten kann, ist mindestens eine Stunde Training pro Woche notwendig. Nun haben Sie die Wahl: Entweder laufen Sie dreimal wöchentlich 20 Minuten oder zweimal wöchentlich 30 Minuten. Gehen Sie wieder schrittweise vor. Möchten Sie dreimal laufen, laufen Sie das dritte Mal natürlich nicht sofort 20 Minuten, sondern besser zunächst nur zehn, dann 15 und schließlich 20 Minuten. Sind die zweimal 30 Minuten Ihr Ziel, so laufen Sie zunächst einmal 20 und einmal 25, dann zweimal 25, danach einmal 25 und einmal 30 Minuten und im letzten Schritt erreichen Sie die zweimal 30 Minuten. Variieren Sie weiterhin das Tempo und laufen Sie ohne Pulsmesser. Sie sollten die gesamten 20 bis 30 Minuten nicht in einem Tempo laufen, sondern zumindest einmal wöchentlich innerhalb des Laufs für circa fünf bis 10 Minuten mit dem Tempo spielen: bis zum Wald locker, bis zur ersten Wegkreuzung mittel, dann langsam bis zur großen Eiche, den kleinen Anstieg so schnell wie möglich.

Stufe 6: Kontrolliertes Training

Sie sind jetzt in der Lage, in der Woche 60 Minuten Ausdauersport zu betreiben. Dieses Pensum ist in anderen Sportarten schneller zu erreichen als beim Laufen. Beim Laufen muss der Körper bei jedem

Schritt eine stoßartige Belastung mit dem Mehrfachen des Körpergewichts auffangen. Beim Rad fahren dagegen ist die Belastung gleitend und macht bei jedem Tritt nur einen Teil des Körpergewichts aus, beim Skating oder Skilanglauf ist die Belastung ebenfalls gleitend. Mit Erreichen dieser 60 Minuten Wochentraining haben Sie den größten Teil des Wegs zum Fitnesssportler bereits geschafft – Glückwunsch. Jetzt geht es darum, das Training sinnvoll zu strukturieren. Jetzt wird der Pulsmesser sinnvoll. Sie kennen die Methoden zur Pulsbestimmung – wählen Sie Ihr Pulsmessermodell danach aus. Wenn Sie beabsichtigen, eine Leistungsdiagnostik zu absolvieren, reichen einfache Modelle aus. Trainieren Sie nach dem Kauf eines Pulsmessers aber zunächst weiter wie bisher, variieren Sie das Tempo, und beobachten Sie Ihren Puls lediglich, ohne bestimmte Werte einzuhalten. Unter »beobachten« verstehe ich, dass Sie bei verschiedenen Tempi Ihren Puls und Ihr Körpergefühl vergleichen. Keinesfalls ist gemeint, dass Sie sich durch den Pulsmesser bremsen oder antreiben lassen sollten. Am Ende dieser Stufe sollten Sie Ihre Pulswerte durch eine der beschriebenen Methoden bestimmen. Wenn Sie die drei Pulsbereiche kennen, versuchen Sie einmal, in diesen Pulsbereichen zu laufen – Sie haben gelernt, wie ein Training in den einzelnen Pulsbereichen auszusehen hat. Wie fühlt sich das an? Sie sehen, auch mit Pulsmesser und bei Kenntnis Ihrer Pulsbereiche ist das Körpergefühl sehr wichtig.

Stufe 7: Der Fitnesssportler

Der seriöse Fitnesssportler kennt nicht nur seine individuellen Trainingsbereiche, sondern erweitert sein Training eventuell auch um andere Trainingsinhalte. Wenn bisher keine Probleme in Beinen oder dem Rücken aufgetreten sind, so liegt dies wahrscheinlich daran, dass Sie das Training sorgfältig genug aufgebaut haben. Trotzdem kann es jedem Sportler passieren, dass es hier und da einmal zwickt.

Nicht alles ist problematisch, vieles verschwindet von allein. Trotzdem sollten Sie sich mit den Themen Kräftigung der Rumpfmuskulatur und Stretching befassen. Wie trainieren Sie nun mit Ihren Pulswerten, die Sie spätestens bei Stufe 7 bestimmt haben?

Fitness-Basis-Training

Das einfachste Fitnesstraining zeichnet sich dadurch aus, dass Sie alle Trainingseinheiten, die in der Summe mindestens eine Stunde in der Woche ergeben, in der lockeren Pulsstufe GA1 absolvieren. Anderes Training wie die Kräftigung der Rumpfmuskulatur wird nur sporadisch eingebaut. Sofern keine Probleme auftauchen, haben Sie damit Ihrer Gesundheit Genüge getan.

Fitnesstraining für Fortgeschrittene

Fortgeschrittene trainieren auch einmal wöchentlich in höheren Pulsbereichen. Hier ist insbesondere der GA2-Pulsbereich zu nennen, der zum Abnehmen besonders geeignet ist. Zusätzlich wird regelmäßig anderes Training, vor allem die Kräftigung der Rumpfmuskulatur, in das Trainingsprogramm integriert. Dieses Trainingsprogramm hat durch seine Abwechslung das beste Verhältnis von Trainingsaufwand zu Fitness-Zuwachs.

Training im Fitnessstudio

Viele Sportler trainieren ganzjährig im Fitnessstudio, im Winter finden weitere Athleten den Weg ins Studio, da das Wetter in unseren Breiten ein ganzjähriges Training draußen nur eingeschränkt zulässt. Darüber hinaus bieten die Studios gute

Möglichkeiten zur Ergänzung des Trainings. Wie sieht eine sinnvolle Einheit im Studio aus? Eine Trainingseinheit im Studio sollte grundsätzlich folgenden Aufbau haben:

Aufwärmen: Zum Aufwärmen eignen sich insbesondere Fahrradergometer, Laufbänder, Stepper und Rudergeräte. Die Intensität sollte locker sein (GA1), die Dauer liegt zwischen fünf und 15 Minuten.

Stretching: Durch das Stretching wird die Muskulatur auf die Belastung vorbereitet. Hier sollten insbesondere Muskeln gedehnt werden, die im folgenden Training belastet werden. Die Dauer sollte zwischen fünf und 10 Minuten liegen (Details im folgenden Kapitel).

Krafttraining: Krafttraining sollte vor dem Ausdauertraining durchgeführt werden. Wollen Sie die Maximalkraft trainieren, so wählen Sie ein Gewicht, das circa zehn Wiederholungen bis zur Erschöpfung zulässt. Führen Sie zwei bis drei Serien durch, jede bis zur Erschöpfung. Um die Kraftausdauer zu trainieren, wird ein Gewicht gewählt, das mindestens 20, besser über 30 Wiederholungen bis zur Erschöpfung zulässt. Hier sind bis zu fünf Serien möglich, die ebenfalls jeweils bis zur Erschöpfung absolviert werden. Krafttraining an Geräten hat den Vorteil, dass durch die geführte Bewegung das Verletzungsrisiko kleiner ist. Beim Training mit Hanteln wird jedoch durch die fehlende Führung der Bewegung gleichzeitig die Koordination trainiert. Die Dauer kann von 15 Minuten bis zwei Stunden variieren.

Herz-/Kreislauf-Training: Ausdauertraining bildet immer den Schluss einer Trainingseinheit. Wie beim Aufwärmen bieten sich hier viele Möglichkeiten. Hier kann die Intensität auch höher liegen, zum Beispiel im GA2-Bereich oder sogar im WSA-Bereich. Die Dauer kann von 15 Minuten bis zwei Stunden variieren. Angebote wie Spinning oder Aerobic gehören dazu.

Cool-Down: Richtiges Cool-Down leitet die Erholung ein und wird genau wie das Aufwärmen durchgeführt. Stretching beendet das Trainingsprogramm, Dauer fünf bis 10 Minuten.

Sauna: Wenn Sie die Sauna aufsuchen möchten, dann immer am Ende des Trainings. Denken Sie daran, während eines längeren Trainings genügend zu trinken und zu essen, um sinnvoll saunieren zu können. Auch in der Sauna benötigen Sie Energie, schließlich muss der Körper aktiv kühlen! Bedenken Sie auch, dass intensives Training und Sauna zusammen dem Körper viele Mineralien und viel Wasser entziehen, sodass sich die Regeneration verzögern kann.

Spieltraining: Besteht das Training aus Spielen wie Squash, so steht das Spielen in der Reihenfolge des Trainingsaufbaus an der Stelle des Krafttrainings oder des Ausdauertrainings. Soll das Spieltraining zusätzlich eingebaut werden, so gilt: moderates Krafttraining vor Spieltraining, aber Spieltraining vor Ausdauertraining!

Stufe 8: Haben Sie Lust auf mehr?

Viele Fitnesssportler bekommen im Laufe des Trainings Appetit auf mehr. Die Gründe sind vielfältig: Die positiven Auswirkungen des Trainings auf den Körper sind zu spüren, oder der Reiz nach neuen Herausforderungen setzt sich durch. An dieser Stelle kann ich Ihnen natürlich nicht für alle Möglichkeiten konkrete Trainingshinweise geben, aber wenn Sie die folgenden Tipps beherzigen, dann wird sich Ihr Vorhaben leichter realisieren lassen. Ziehen Sie im Zweifelsfall entsprechende Literatur heran.

Steigern Sie das Training langsam. Im Laufen erhöhen Sie den Laufumfang um nicht mehr als fünf Wochenkilometer pro Monat. Laufen Sie im April 15 Kilometer pro Woche, so sollten es im Mai nicht mehr als 20 Kilometer pro Woche sein. In anderen Sportarten steigern Sie den wöchentlichen Umfang maximal um 15 bis 30 Minuten von Monat zu Monat. Es spricht nichts dagegen, auch häufiger als einmal wöchentlich intensiver als im GA1-Bereich zu trainieren. Achten Sie auf zwei Aspekte: Trainieren Sie zunächst möglichst nicht an zwei aufeinander folgenden Tagen in intensiven Pulsbereichen, das sollten Sie nur mit viel Erfahrung und einem guten Körpergefühl durchführen, und achten Sie darauf, dass der GA1-Anteil Ihrer gesamten Trainingszeit mindestens die Hälfte ausmacht. Wenn Sie einen Wettkampf absolvieren wollen, so stellt sich immer die Frage, wie viel Sie dafür trainieren müssen. Faustregel: Die angestrebte Wettkampfdistanz sollte in den zwei bis drei Monaten vor dem Wettkampf jede Woche in Summe absolviert werden. Für einen Zehn-Kilometer-Volkslauf reichen folglich zehn wöchentliche Trainingskilometer. Wollen Sie hingegen im September einen Marathon laufen, so sollten sie spätestens ab Juli bei circa 40 Kilometer pro Woche liegen. Ist Ihr Ziel ein längerer Ausdauerwettkampf wie ein Marathon, so sollte in den letzten zwei bis drei Monaten vor dem Wettkampf weiterhin eine Trainingseinheit pro Woche mindestens die halbe Wettkampfdistanz ausmachen. Die maximal sinnvolle Lauflänge liegt aber bei zweieinhalb Stunden, in Ausnahmen bei drei Stunden.

Mobilität folgt auf Stabilität

Da wir nicht noch einmal neu geboren werden können, versuchte ich an einem bestimmten Wendepunkt in meinem Leben, mich wenigstens neu zu erfinden. Vielleicht ist »neu erfinden« gar kein so schlechter Ausdruck, denn was tut ein Erfinder denn: Er betrachtet das »Alte« und sucht nach Möglichkeiten, es zu verbessern. Eben genau das hatte ich auch vor. Neben der Reduktion meines doch erheblichen Körpergewichts gehörten viele andere Schritte zu diesem Vorsatz, und so begann ich 1991 auch mit Kraftprogrammen. In einer dieser Eisenhöhlen, von Muskelbergen umringt, quälte ich meinen Körper, allerdings nicht unbedingt mit einem klaren Ziel vor Augen. Ich trainierte relativ orientierungslos an den verschiedenen Hanteln dieser Welt und konnte mich nicht recht entscheiden zwischen dem Anspruch, ein extremer Ausdauersportler sein zu wollen oder doch lieber ein »Möchtegern-Bodybuilder« zu bleiben.

Ein wichtiger Schritt wäre es sicherlich gewesen, zu begreifen, wie ein komplexes Kräftigungs- und Dehnprogramm helfen kann, nur leider war niemand in meinem direkten Umfeld, der mich dahingehend hätte beeinflussen können. André Albrecht hatte es zwar immer wieder versucht, aber in diesem Punkt kein Glück mit mir gehabt. Leider dauerte es noch einige Zeit, bis ich Stefanie Peters über den Weg laufen sollte. Erst als ich Stefanie kennen lernte, wurde mir allmählich bewusst, dass der Anspruch, den ich mir für mein Leben in sportlicher, körperlicher Hinsicht vorgenommen hatte, nicht zu meinen technischen und präventiven »Wartungs«-

Intervallen passte. Nach einigen kurzen Gesprächen zwischen den Trainingseinheiten horchte ich auf: Sprach ich hier nicht mit jemandem, der mehr über ein Gebiet wusste, das ich in den ganzen letzten Jahren mehr oder weniger vollkommen ausgeblendet hatte? Bald holte ich Stefanie in meinen persönlichen Beraterstab.

Zulassen heißt das Zauberwort! Ich habe es in diesem Augenblick zugelassen, mich in die Hände eines weiteren Menschen zu begeben. Es dauert lange, bis ich wirklich von einer Leistung überzeugt bin, vor allem wenn es um meinen Körper geht. Im Laufe der Jahre hat sich jedoch ein ganz besonderer Kreis an Menschen um mich herum gebildet, die mein ganzes Leben in diese oder jene Richtung beeinflussen können – und das auch tun.

Mit Stefanie Peters habe ich in den vergangenen Jahren unzählige Male über Gesundheitsstrategien und Konzepten gesessen, und heute würde ich kein komplexes, ganzheitliches Konzept für Einzelpersonen, Firmen oder für Trainingsgruppen mehr entwickeln, wenn ich Stefanie nicht an meiner Seite hätte. Und ganz nebenbei sorgt Stefanie als herausragende Physiotherapeutin dafür, häufig in Kooperation mit Alexander Steinbrenner als Chiropraktor, dass meine manchmal intensiven Körperbaustellen nicht zu lange Bestand haben. Ihr habe ich meine Kraft- und Dehnprogramme zu verdanken, für die ich sie ebenso regelmäßig verfluche wie für den Sportkreisel, der meine fehlende Balance und meine Muskelschwäche in bestimmten enorm wichtigen Bereichen schonungslos offenlegt. Aber ohne sie geht es nicht, und mittlerweile würde ich ohne sie auch gar nicht mehr wollen.

Zu schwach, um zu starten? (Stefanie Peters)

Nun soll es also mit der Bewegung losgehen! Wie wird Ihr Körper reagieren, wenn Sie ihn möglicherweise nach Jahren der körper-

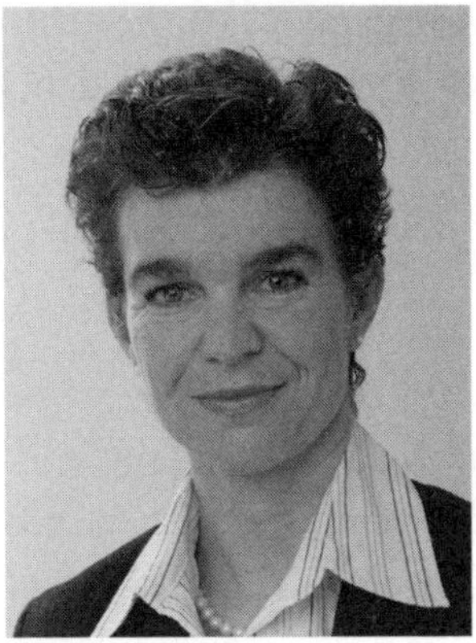

lichen Lethargie wieder regelmäßig zu belasten beginnen? Schließlich soll es gesunde Bewegung sein, die vor Ihnen liegt.

Effektives sportliches Training ist immer eine Belastung für den gesamten Organismus. Doch Belastung ist etwas Positives und Gesundes für den Körper. Sport darf nur nicht dazu führen, dass der Körper dauerhaft überbelastet wird. Dazu hilft ein vorbereitendes Training. Wenn man ein gesundes Trainingsprogramm erstellt, sollte die Dosierung der Belastung immer dem »schwächsten Glied der Kette« eines Körpers angepasst werden. Auch wenn der Arzt Ihnen Sporttauglichkeit bescheinigt hat, sind Sie möglicherweise nicht beschwerdefrei. Vielleicht zwickt es an der einen oder anderen Stelle hin und wieder – also müssen die Ursachen dieses Zwickens gefunden werden, und es sollte geklärt werden, ob es sonstige Schwachstellen gibt. Wenn Sie Ihre Muskeln seit Jahren nicht wirklich ernsthaft benutzt haben, werden ein paar Verspannungen oder Verkürzungen und natürlich Abschwächungen zu finden sein. In den Bandscheiben, Sehnen, Bändern und Knorpeln in und um die Gelenke hat schon der ein oder andere Abbau- und Verschleißprozess begonnen. Trotz oder gerade wegen der Sportabstinenz sind die sogenannten passiven Strukturen teilweise in einem deutlich geschwächten Zustand. Die Stabilität der Wirbelsäule und der Gelenke reicht daher nicht aus, um Ihr (vielleicht noch etwas zu hohes?) Körpergewicht zu tragen und zu bewegen, ohne einen vorzeitigen weiteren Verschleiß der gelenkumgebenden Strukturen zu riskieren. Für das vorbereitende Training wird ein gezieltes Dehnungs- und Kräftigungsprogramm erstellt. Mithilfe von Funktionstests wird die Muskulatur auf Verkürzungen, Abschwächungen und Dysbalancen, also ungleiche

Kräfteverhältnisse zwischen zusammenarbeitenden Muskelgruppen, untersucht. Der Haltemuskulatur der Wirbelsäule wird dabei besondere Beachtung geschenkt.

Die ersten beiden Wochen

Dieses Programm sollten Sie vorbereitend zwei Wochen lang mindestens dreimal wöchentlich durchführen. Anfangs werden Sie pro Einheit zwischen 30 und 60 Minuten benötigen, aber nach Ablauf der beiden Wochen sollten Ihnen die Übungen schon leichter fallen und eine Leistungssteigerung zu spüren sein. Ist das nicht der Fall, wird mit dem Programm noch bis zu zwei Wochen weitertrainiert. Erkennen Sie aber durch das bisherige Training schon Erfolge, wird durch einen erneuten Muskelfunktionstest überprüft, ob Sie für das nun folgende Training ausreichend vorbereitet sind.

Die dritte und vierte Woche

Das Programm wird nun auf ein je circa 15-minütiges Kräftigungs- und Dehnprogramm umgestellt, das Sie mindestens zwei bis drei Mal wöchentlich durchführen. Zusätzlich beginnt nun parallel das eigentliche Training. Durch die gezielten Kräftigungsübungen wird gewährleistet, dass Wirbelsäule und Gelenke die notwendige Stabilität bewahren, und durch die Dehnübungen regeneriert die Muskulatur nach dem Training optimal; Überlastungserscheinungen haben keine Chance. Ein begleitendes moderates Krafttraining für die Rumpfmuskulatur hat eine Leistungsverbesserung im Alltag und beim »eigentlichen« Sport zur Folge. Das ist sowohl beim Ausdauer- als auch beim Krafttraining der Fall – und bessere Leistungsfähigkeit bedeutet mehr Lebensqualität. Das Kräftigungsprogramm der Haltemuskulatur wird als Vorbereitung auf das sportliche Training und später dann parallel dazu durchgeführt. Das Dehnungsprogramm wird Sie auch von Anfang an fortlaufend begleiten und sollte ab jetzt nicht mehr aus Ihrem Wochen-Trainingsplan verschwinden.

Auch für das vorbereitende und begleitende Training gilt: Es soll möglichst viel Spaß machen! Nun ist das mit dem Spaß bei den Einheiten für das Dehnen und das Rumpftraining so eine Sache – vor allem zu Beginn der sportlichen Aktivität, wenn wahrscheinlich jede Bewegung noch schwerfällt. Selbst gestandene Sportrecken verbindet oft eine Art Hassliebe mit diesen Trainingsinhalten.

Später werden verschiedene Übungen zu den jeweiligen Trainingsinhalten vorgestellt. Hieraus können Sie sich, am besten unter fachlicher Anleitung, ein individuelles Programm der Übungen, die Ihnen am meisten Spaß machen, zusammenstellen. Aber bitte nicht die Übungen als Favoriten auswählen, die Ihnen am leichtesten fallen! Und streuen Sie im Laufe der Zeit aus dem Übungsrepertoire immer wieder ein paar Abwechslungen ein. Das ist nicht nur sinnvoll gegen die Langeweile, sondern auch unerlässlich, wenn Sie Ihre Leistung verbessern möchten. Sie können die Rumpf- und Dehn-Einheiten, genau wie die Sport-Einheiten, auch auf die Woche verteilen. Wenn Sie also vorhaben, mit drei Einheiten à 30 Minuten zu starten, können Sie auch an sechs Tagen jeweils ein 15-minütiges Programm absolvieren. Verteilen Sie die Einheiten auf mindestens zwei bis maximal sechs Einheiten pro Woche; in diesem Fall genügt ein Ruhetag pro Woche. Sie sollen sich auch nicht bis zur Erschöpfung belasten. Finden Sie Ihr Maß: Probieren Sie einfach aus, wobei Sie sich wohl fühlen. Vielleicht sind Sie auch ein »Gruppen-Typ«? Dann suchen Sie sich Trainingspartner oder ein gutes Fitnessstudio oder einen Verein für Ihr Training. Ich empfehle Ihnen aber, diesen Schritt erst zu manchen, wenn Sie die ersten zwei bis vier Wochen erfolgreich allein absolviert haben. In dieser Anfangsphase ist eine Individualbetreuung bei einem guten Personaltrainer oder Physiotherapeuten die optimale Lösung, wenn Sie wirklich wieder ganz von vorn beginnen. So kann am besten auf Ihr aktuelles Fitnessniveau und eventuell vorhandene Schwächen eingegangen werden. Sobald Sie ein gewisses Fitnessniveau haben, sich Ihr Körpergefühl verbessert hat und Sie nach den ersten Wochen wissen, worauf Sie besonders achten müssen, spricht nichts mehr gegen die Teilnahme an einem guten Gruppentraining. Erkundigen Sie sich vorher ruhig nach der Qualifikation der Kursleiter und ob diese auch geschult sind, auf Haltungsprobleme im Kursprogramm einzugehen.

Die Kursinhalte sollten Rumpfkräftigung und Dehnung beziehungsweise Stretching als Schwerpunkt haben; wahrscheinlich müssen Sie dafür zwei verschiedene Kurse besuchen. Normalerweise beinhaltet jeder sinnvoll aufgebaute Kurs ein Dehnprogramm, das jedoch meist nur ein paar Minuten dauert und die im Hauptteil des Kurses durchgeführten Übungen vor- und nachbereiten soll. Einmal pro Woche sollten Sie jedoch ausführlicher dehnen, um Ihren verkürzten »Schwachpunkten« zu Leibe zu rücken. Es bietet sich auch an, diese Einheit unabhängig von anderen sportlichen Aktivitäten durchzuführen, denn für eine effektive und intensive Dehnung empfiehlt es sich, ausgeruht zu sein. Im Anschluss gönnen Sie sich vielleicht eine Sauna-Einheit oder ein Vollbad, um die Entspannung der Muskeln noch besser nachwirken zu lassen.

Auch wenn Sie manchmal nur schwer zu motivierten sind: Diese Bestandteile sind grundlegend wichtig für Ihr sportliches Training.

Muskuläre Dysbalancen und ihre Folgen

Ist ein Muskel verkürzt und/oder abgeschwächt, kann dies durch direkte oder indirekte Wirkung vielfältige negative Konsequenzen für Ihren Bewegungsapparat nach sich ziehen. Eine direkte Wirkung findet direkt im Muskel statt oder bezieht sich auf das beteiligte Gelenk mit all seinen Strukturen, eine indirekte Wirkung in einem oder mehreren der benachbarten Gelenke.

Ein Beispiel: Ist die Oberschenkel- und Gesäßmuskulatur abgeschwächt, ist dies nicht nur negativ für die Stabilität der Knie- und Hüftgelenke (direkte negative Wirkung). Die Lendenwirbelsäule wird ebenfalls einer erhöhten Belastung ausgesetzt (indirekte negative Wirkung). Wer eine Getränkekiste anhebt, hebelt sie auch über die Lendenwirbelsäule, da die Oberschenkel- und Gesäßmuskulatur für diese Aufgabe zu schwach ist. Macht man diese Hebelbewegung regelmäßig, werden die Verschleißerscheinungen in den Bandscheiben der Lendenwirbelsäule bald immens sein. Trainiert man jedoch seine Oberschenkel- und Gesäßmuskulatur regelmäßig, stabilisiert das nicht nur die Knie- und Hüftgelenke (direkte positive Wirkung), die Muskulatur ist dem Stemmen von Getränkekisten bald problemlos gewachsen. Sie werden dann automatisch eine Kniebeugebewegung machen, wenn Sie etwas Schweres anheben und damit die Lendenwirbelsäule mitsamt den Bandscheiben entlasten (indirekte positive Folge). Der Körper ist der perfekte Ökonom, denn er geht immer den einfachsten, weil struktursparenden Weg!

Bei »Kniebeuge« kann ich mir das Kopfschütteln schon vorstellen: »Geht nicht, das vertragen meine Knie nicht«. Doch auch die Knie werden durch Training stabilisiert und anschließend weniger sensibel auf solche Belastungen reagieren. Es ist eines der hartnäckigsten Vorurteile, dass die Kniebeuge eine ungesunde Belastung für die Kniegelenke ist. Diese Bewegung für sich ist eine gesunde und sehr natürliche Bewegung. Haben Sie schon mal beobachtet, wie Kinder ständig in die Hocke oder in die Knie gehen, wenn sie sich in Richtung Erde bewegen? Sie werden nicht sehen, dass ein Kind seinen Oberkörper bei gestreckten Knien nach unten beugt, um etwas aufzuheben. Bei Kindern können wir meist noch ein gesundes Bewegungsverhalten beobachten. Eine Kniebeuge ist erst dann zu belastend für den Bewegungsapparat, wenn der Rücken dabei nicht gerade gehalten wird, die bewegte Last zu schwer ist, die Bewegung nicht langsam und kontrolliert ausgeführt wird oder man schon »kaputte Knie« hat, in den Knien also bereits ein erheblicher Strukturverschleiß vorliegt. In diesem Fall begeben Sie sich bitte zur Diagnostik zu einem guten Facharzt und zur Therapie in die Obhut eines guten Physiotherapeuten. Beide Fachleute sollten sich mit dem Sport, den Sie betreiben oder anstreben zu betreiben, möglichst gut auskennen, um subjektive Aussagen darüber, wie ungesund das Laufen oder eine andere Sportart ist, zu vermeiden. Solche Ratschläge geben Mediziner oder medizinisches Fachpersonal immer wieder, jedoch tun sie damit meist nur ihre persönliche Meinung kund. Als Patient fühlt man sich natürlich verunsichert, da man davon ausgeht, dass man fachlich optimal beraten wird. Geben Sie sich gegebenenfalls nicht mit einer Meinung zufrieden, sondern holen Sie noch eine weitere Auskunft ein.

Die Ergebnisse der bereits aufgesuchten Gesundheitsexperten, insbesondere die des Chiropraktoren, fließen natürlich in das vorbereitende Training ein, wie es überhaupt den Erfolg des gesamten Prozesses entscheidend beeinflusst, ob und wie gut die Fachleute, die Sie einbeziehen, miteinander kommunizieren und als Team funktionieren.

Der Muskelfunktionstest

Der Chiropraktor ist den möglichen Ursachen einer eventuellen vorhandenen Statikveränderung auf den Grund gegangen und hat diese behandelt. Folge (und teilweise auch Ursache) dieser Statikveränderung sind mögliche Funktionsverluste, also eine Verkürzung und/oder eine Abschwächung der beteiligten Muskeln. Wenn nach der chiropraktischen Behandlung die neue »gesunde« Statik stabilisiert werden soll, ist die Zeit für das vorbereitende Training gekommen. In Zusammenarbeit mit dem Chiropraktor wird geklärt, welche Muskeln beziehungsweise Muskelgruppen einen Funktionsverlust haben und welche noch überprüft werden müssen. Eine mögliche Dysbalance ist beispielsweise eine Verkürzung der Bauch-, Brust- und Hüftbeugemuskulatur (Funktion: Beugen der Wirbelsäule) bei gleichzeitiger Abschwächung der gesamten Rückenmuskulatur (Funktion: Aufrichten der Wirbelsäule). Daraus resultiert eine Fehlhaltung; auf Dauer wesentlich folgenreicher ist jedoch die Fehlbelastung der Bandscheiben, der Wirbelsäule, des Sehnen-Band-Apparates. Irgendwann sind auch die eigentlich vorhandenen Räume für Nerven, Blutgefäße und Lymphbahnen zu eng, was deren Funktion ernsthaft beeinträchtigen kann. Außerdem kann eine massive Fehlhaltung auch eine Funktionseinschränkung von Organen zur Folge haben. Versuchen Sie einmal, völlig zusammengekauert tief Luft zu holen.

Eine Überprüfung der Körperhaltung findet im Stand, im Sitz und in Bewegung, also beim Gehen und gegebenenfalls beim Laufen statt. Häufig sind dabei schon Dysbalancen der beteiligten Muskeln zu erkennen. Außerdem werden Muskeln, die durch möglicherweise jahrelange Fehlbelastung im Beruf, etwa bei einer sitzenden Tätigkeit, oder durch Fehlhaltung in ihrer Funktion eingeschränkt sein können, getestet. Nach der Auswertung kann ein wirklich passendes Trainingsprogramm erstellt werden. Wenn Sie mit wenig zeitlichem und materiellem Aufwand den größtmöglichen Effekt erzielen wollen, lohnt sich der Gang zu einem guten Physiotherapeuten, der in der Durchführung solcher Muskelfunktionstests (MFT) erfahren ist.

Vielleicht wird Ihnen statt des manuellen MFT ein apparativer MFT an einem oder mehreren Geräten, die eine Auswertung mittels spezieller Software erstellen, angeboten. Mein Rat lautet: Geben Sie dafür nicht viel Geld aus, in der Hoffnung, dass dieser Test genauer ist, weil er von einem Computer ausgewertet wird. Ein wirklich erfahrener Physiotherapeut kann individuell sicher mehr erkennen, als ein Computer mit einer MFT-Software.

Das vorbereitende Trainingsprogramm

Nun wird es ernst! Gehen Sie entspannt und positiv an Ihr Training heran: Etwas Neues beginnt! Planen Sie an allen Trainingstagen einen festen Termin dafür ein, als handelte es sich um eine geschäftliche Besprechung. Mit dem erstellten Übungsprogramm trainieren Sie gezielt Ihre Schwächen. Darüber hinaus beinhaltet das Programm Basisübungen, die unabhängig von möglichen Defiziten in den Bereichen Kraft/Stabilität und Dehnfähigkeit regelmäßig trainiert werden sollten. Diese Basisübungen sind gesundheitserhaltend und leistungsfördernd, und Ihre antrainierte Fitness wird es Ihnen danken.

Als Hilfsmittel benötigen Sie außer bequemer Kleidung nur eine Matte und gegebenenfalls ein circa zwei Meter langes elastisches Trainingsband mit mittlerem Widerstand, zum Beispiel ein *Thera-Band* oder *Physio-Tape*. Beides ist im Sportfachhandel für jeweils unter 20 Euro erhältlich.

Die gezeigten Übungen sind nur als mögliche Auswahl zu verstehen und wollen keine individuelle, fachliche Betreuung ersetzen. Sie sollen hier eine Vorstellung davon erhalten, wie wenig spektakulär oder geheimnisvoll ein sinnvolles Training aussehen kann und dass es wirklich für jeden, der sportgesund ist, durchführbar ist. Aber noch einmal: Ich rate Ihnen davon ab, ausschließlich nach Vorlage zu trainieren. Stellen Sie Ihren eigenen Plan zusammen.

Das Dehnprogramm

Hier habe ich die Übungen ausgewählt, die nach dem bisherigen Erfahrungsstand in Sport und Physiotherapie die wichtigsten sind. Pro Muskel wird je eine Übung gezeigt. Die Ausgangsstellung ist im Stand, im Sitz oder im Liegen. Für einige Übungen wird je eine stehende und eine liegende Variante angeboten. Entscheiden Sie sich für die Variante, bei der Sie mehr Dehneffekt spüren und mit der Sie sich wohler fühlen.

Wann ist der optimale Zeitpunkt für ein Dehnprogramm? Vor dem Sport können Sie dehnen, müssen aber nicht. Wenn Sie vorher dehnen, dann nur locker (Ihre Muskeln sind noch kalt) und maximal 15 Sekunden pro gedehntem Muskel. Nach dem Sport ist es sinnvoll, denn jetzt sind Ihre Muskeln gut durchgewärmt. Sollten Sie allerdings eine intensive Trainingseinheit hinter sich haben und sich stark belastet fühlen oder auch nur stark verschwitzt sein, warten Sie noch ein bis zwei Stunden, bevor Sie sich dehnen. Sie sollten weder beim Dehnen auskühlen, noch Ihre müden Muskeln noch weiter belasten. Bei einer wenig bis durchschnittlich intensiven sportlichen Belastung spricht allerdings nichts gegen eine Dehneinheit im direkten Anschluss. Hören Sie in sich hinein, wann Sie lieber dehnen möchten. Aber dehnen Sie auf jeden Fall regelmäßig, lassen Sie es nicht ausfallen, weil Ihnen nicht danach ist. Wenn Sie direkt vor oder nach dem Training dehnen wollen, bietet es sich an, die Varianten im Stand zu wählen. Oft gibt es keine passende Liegefläche. Die jeweilige Dauer pro Dehnübung beträgt für das vor- beziehungsweise nachbereitende Dehnen ungefähr 15 bis 30 Sekunden pro gedehntem Muskel und Körperseite.

Ziele des vorbereitenden Dehnens (direkt vor dem Sport)

- Optimierung von Durchblutung und Stoffwechsel der im Training belasteten Muskulatur;
- Erreichen des für das Training optimalen Muskeltonus (Tonus = Spannung), meist Tonuserhöhung durch sanftes »Federn«;
- Verteilung der Gelenkflüssigkeit, »Schmieren« der Gelenke;
- Verbesserung der Bewegungs-Koordination;
- Reduzierung der Verletzungsgefahr.

Ziele des nachbereitenden Dehnens (direkt nach dem Sport)

- Beschleunigung der Erholung, Regenerationsförderung;
- Reduktion des durch das Training erhöhten Tonus durch gehaltene Dehnung;
- Optimierung von Durchblutung und Stoffwechsel der im Training belasteten Muskulatur.

Die liegende Variante der Dehnübungen bietet sich für das Dehnprogramm an, das Sie zum Abbau Ihrer muskulären Verkürzungen und Verspannungen (rehabilitativ) und zur allgemeinen Gesundheitserhaltung (präventiv) Ihres Bewegungsapparates durchführen. Dieses Programm führen Sie unabhängig von Ihren sportlichen Aktivitäten durch.

Die Dauer pro gedehntem Muskel sollte mindestens 30 Sekunden betragen; besser wäre eine Minute oder länger. Am effektivsten ist laut Erfahrung vieler Sportler die Dehnung, wenn sie so lange gehalten wird, bis man deutlich spüren kann, wie die Dehnspannung nachlässt. Sollte Ihnen dafür anfangs das Körpergefühl fehlen, halten Sie die Dehnung 30 bis 60 Sekunden, bevor Sie zur nächsten Übung wechseln.

Ziele des rehabilitativen und präventiven Dehnens:

- Beseitigung von muskulären Dysbalancen, Verkürzungen und Verhärtungen;
- Verbesserung der Haltung;
- Vorbeugung von Verletzungen und Überlastungen des Bewegungsapparates;
- Verbesserung der Elastizität des Gewebes;
- Verbesserung der Gleitfähigkeit des Gewebes;

- Verbesserung der Beweglichkeit der Gelenke, dadurch verbesserte Bewegungskoordination;
- Optimierung von Durchblutung und Stoffwechsel der Muskulatur;
- Erhöhung der Leistungsfähigkeit der Muskulatur;
- Verbesserung von Körpergefühl und Körperbewusstsein;
- verminderter Verschleiß passiver Gelenkstrukturen (zum Beispiel Knorpel);
- psychische Regulation, Entspannung.

Beachten Sie bei allen Dehnübungen:

- Lassen Sie sich die Durchführung der Übungen von einem Fachmann zeigen, und lassen Sie sich möglichst regelmäßig kontrollieren, um Fehler zu vermeiden.
- Bei der Durchführung sollen keine Schmerzen auftreten.
- Atmen Sie möglichst ruhig und entspannt, halten Sie auf gar keinen Fall die Luft an.
- Nehmen Sie sich Zeit, und versuchen Sie dabei zu entspannen.
- Wenn Sie mit einer Übung überhaupt nicht zurechtkommen, lassen Sie sich eine Alternativ-Übung zeigen.

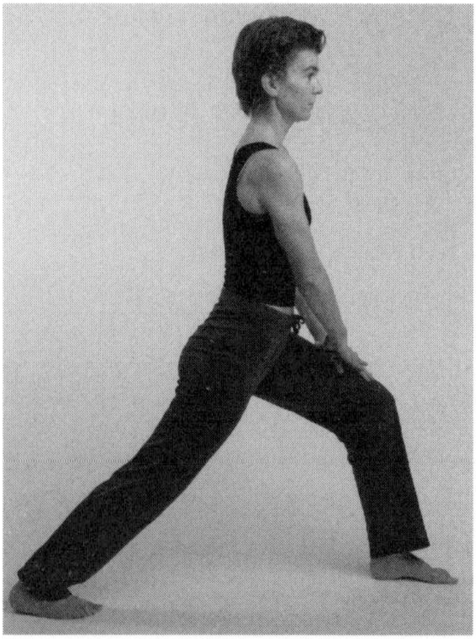

Dehnübungen

1. Wadenmuskulatur

Im Stand nach vorne abstützen, die Fußspitze des hinteren Beines zeigt gerade nach vorn und wird nicht nach außen gedreht, Fuß steht gerade, ganzflächig auf und weit genug nach hinten gesetzt bei gestrecktem Knie, Spannung wird durch die Beckenbewegung reguliert; Dehnung mindestens 15 bis 30 Sekunden halten. Seitenwechsel.

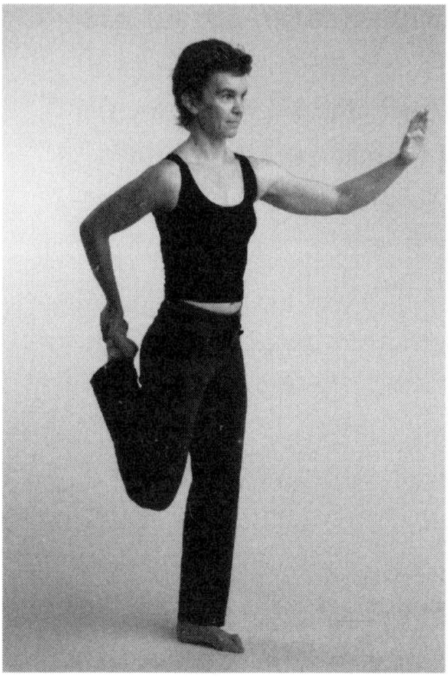

2. Oberschenkelmuskel vorne/ Kniestrecker

Aufrecht stehen, zur Stabilisierung möglichst abstützen, Fuß im Bereich des Spanns umfassen, Ferse gegen Gesäß drücken und Knie nach hinten bewegen; kein Hohlkreuz machen; Oberschenkel des gedehnten Beines zeigt gerade nach unten und weicht nicht nach außen; Dehnung mindestens 15 bis 30 Sekunden halten. Seitenwechsel.

3. Oberschenkelmuskel vorne/ Kniestrecker und Hüftbeugemuskulatur

In Seitenlage das untere Bein nach vorn anziehen, bis ungefähr 90 Grad Beugung im Hüft- und Kniegelenk erreicht sind, den Fuß des oberen Beins im Bereich des Spanns umfassen, die Ferse zum Gesäß ziehen, dabei das Knie nach hinten ziehen; durch forcierte Streckung im Hüftgelenk wird auch die Hüftbeugemuskulatur gedehnt; der Oberschenkel des gedehnten Beins ist parallel zum Boden und weicht nicht nach oben aus; das untere Bein bleibt in der eingestellten Position und darf nicht nach hinten-unten wegrutschen; Dehnung mindestens 30 bis 60 Sekunden halten. Dann Seitenwechsel.

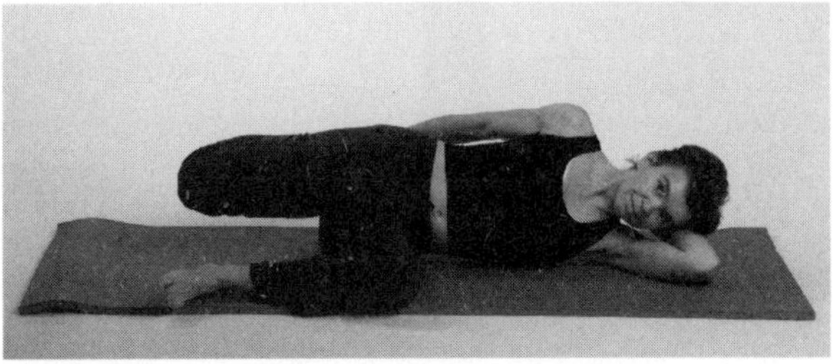

4. Oberschenkel hinten/ Kniebeuger

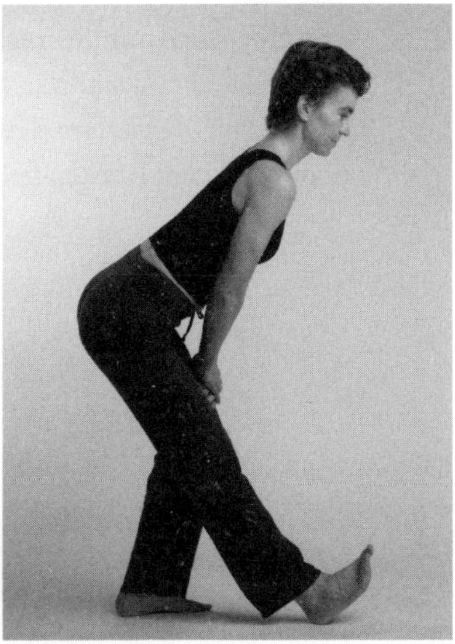

Aufrecht stehen, eine Ferse vor dem Körper aufsetzen (Bodenhöhe bis maximal Kniehöhe), bei gestrecktem Knie das Becken nach vorn kippen, mit gekipptem Becken (leichte Hohlkreuz-Position) den Oberkörper leicht nach vorne neigen; kein Rundrücken; Dehnung circa 15 bis 30 Sekunden halten. Seitenwechsel.

5. Oberschenkel hinten/Kniebeuger

Rückenlage; zum Einstellen der Dehnposition erst beide Füße aufsetzen, bei einem Fuß ein Handtuch um den Ballenbereich legen, das Bein nach oben strecken, dabei die Handtuchenden mit beiden Händen umfassen, nun das andere Bein gestreckt ablegen; durch

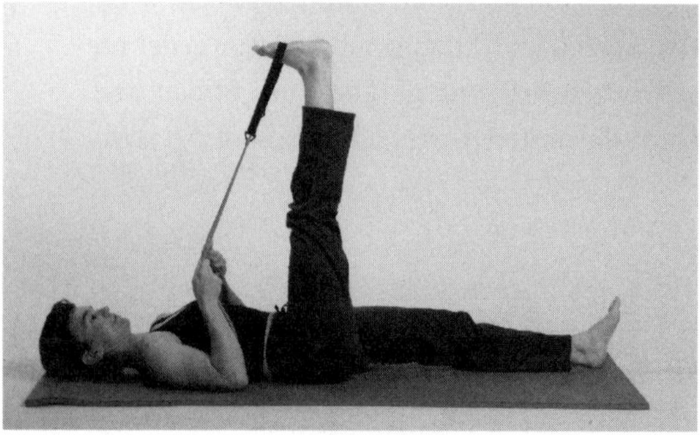

bewusstes Herabziehen des Fußballens mit dem Handtuch wird auch die Wadenmuskulatur gedehnt; Dehnung mindestens 30 bis 60 Sekunden halten. Seitenwechsel.

6. Oberschenkelinnenseite/Beinanzieher

Aufrechter Sitz mit gestreckten Beinen, mit beiden Händen hinter dem Gesäß abstützen; nun beide Beine so weit spreizen, wie es möglich ist; die Fußspitzen zeigen dabei leicht nach außen; den Oberkörper mit geradem Rücken leicht nach vorn neigen; die Beckenkippung

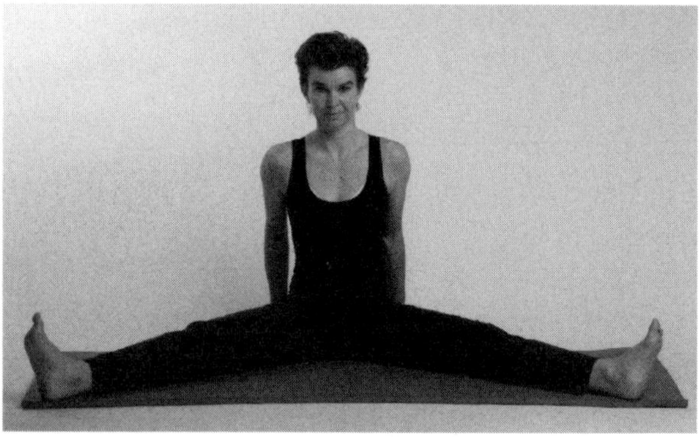

beibehalten, nicht in den Rundrücken ausweichen; Dehnung mindestens 30 bis 60 Sekunden halten. Kein Seitenwechsel, da beidbeinige Dehnung.

7. Oberschenkelinnenseite/Beinanzieher

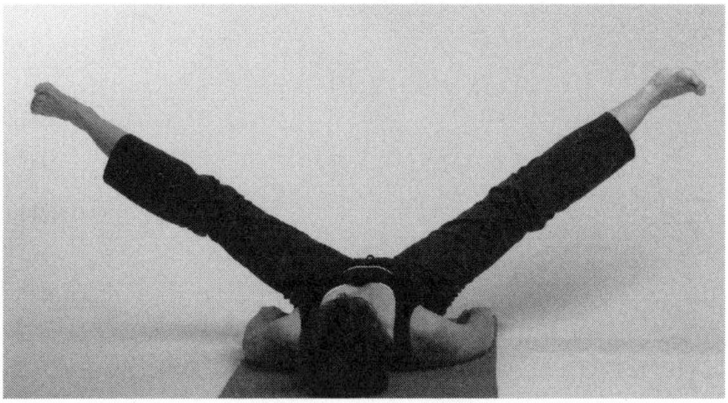

Rückenlage mit dem Gesäß an der Wand, beide Beine liegen senkrecht gestreckt an der Wand; dann beide Beine langsam auseinander die Wand heruntergleiten lassen; die Fußspitzen zeigen dabei leicht nach außen; Dehnung mindestens 30 bis 60 Sekunden halten. Kein Seitenwechsel, da beidbeinige Dehnung.

8. Gesäß- und Hüftmuskulatur

Rückenlage mit aufgestellten Beinen, dann ein Bein überschlagen, sodass ein Sprunggelenk auf dem Knie des anderen Beins liegt; mit der Hand durch sanften Druck auf das übergeschlagene Knie die Dehnung verstärken; Variante: Das aufgestellte Bein an die Wand stellen, dabei je 90 Grad Beugung im Hüft- und Kniegelenk; Dehnung mindestens 30 bis 60 Sekunden halten. Seitenwechsel.

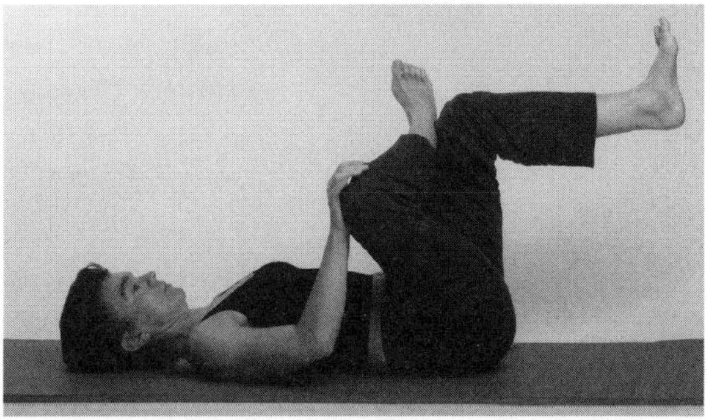

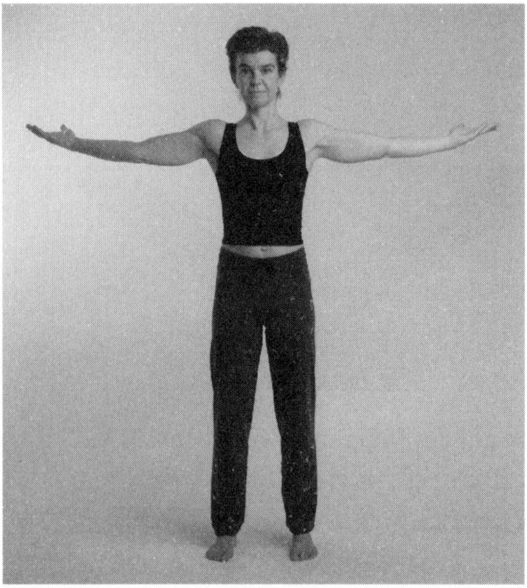

9. Brustmuskulatur/ vordere Schultermuskulatur

Stabiler Stand, beide Arme auf Schulterhöhe zur Seite strecken, Handinnenflächen nach oben drehen, Daumen zeigen nach hinten, Brustbein aufrichten, Rücken gerade halten, Schultern nach hinten-unten ziehen, nun beide Arme leicht so weit nach hinten ziehen, bis die Dehnung deutlich zu spüren ist; Dehnung mindestens 30 bis 60 Sekunden halten. Kein Seitenwechsel, da beidseitige Dehnung.

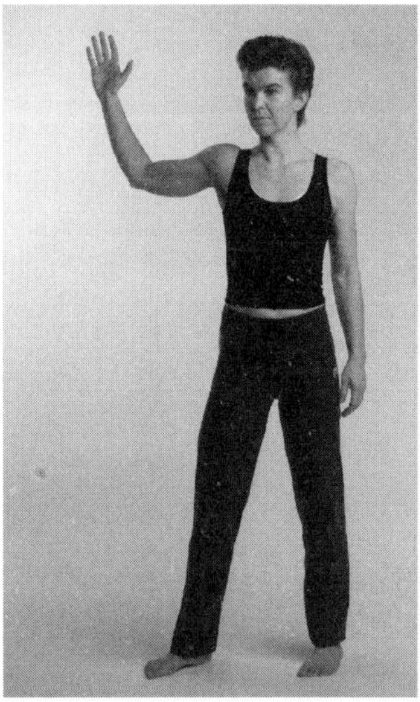

10. Brustmuskulatur/ vordere Schultermuskulatur

Stabiler Stand, ein Arm liegt mit dem gesamten Unterarm bei circa 90 Grad Beugung im Ellbogengelenk auf Schulterhöhe an der Wand, nun den Oberkörper leicht von der Wand wegdrehen, bis die Dehnung im Bereich Schulter/Oberarm/ Brust zu spüren ist; Dehnung mindestens 15 bis 30 Sekunden halten. Dann Seitenwechsel.

11. Bauchmuskulatur/Brustmuskulatur/Latissimus (breiter Rückenmuskel)

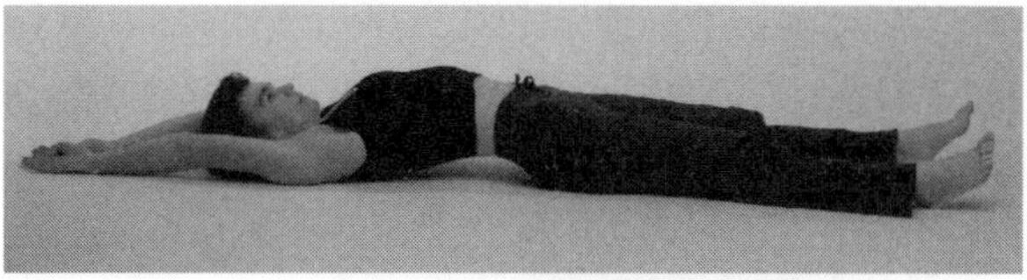

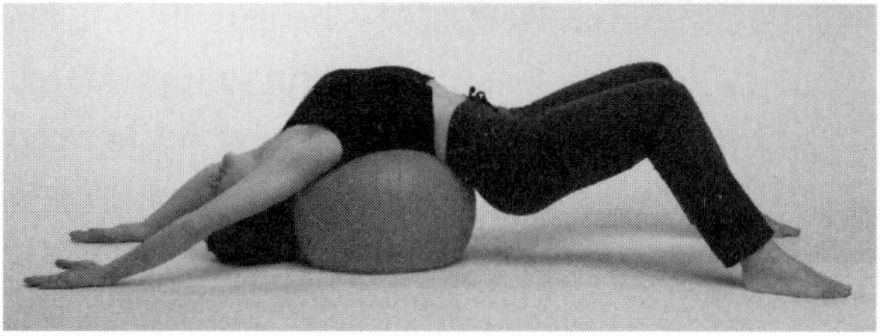

Rückenlage mit gestreckten Beinen und kopfwärts gestreckten Armen, dabei ganz bewusst den Körper strecken beziehungsweise in die Länge ziehen, leichte Hohlkreuzposition ist erlaubt, tief in den Bauch atmen; Variante: Rückenlage über einen großen (!) Sitzball oder eine Rolle, die unter dem Rücken liegt; Dehnung mindestens 30 bis 60 Sekunden halten. Kein Seitenwechsel, da beidseitige Dehnung.

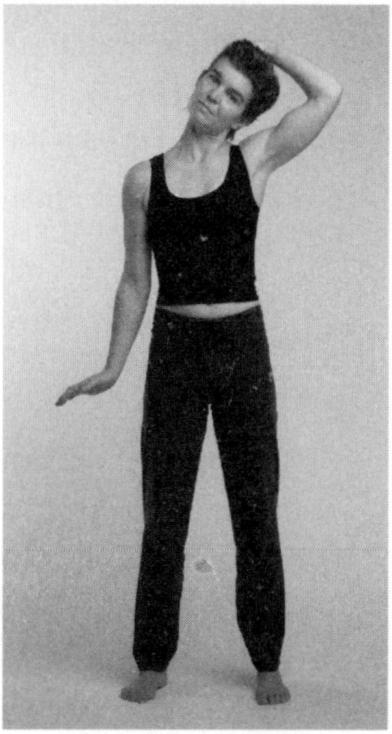

12. Seitliche Nackenmuskulatur

Aufrechter Stand, den Kopf zu einer Seite bis zum Endgefühl kippen, auf der anderen Seite die Schulter herunterschieben, gegebenenfalls mit der Hand über den Kopf fassen und vorsichtig weiter in die Dehnposition ziehen; die Blickposition ist geradeaus, nicht den Kopf vorneigen oder in den Nacken legen; Dehnung mindestens 30 bis 60 Sekunden halten. Seitenwechsel.

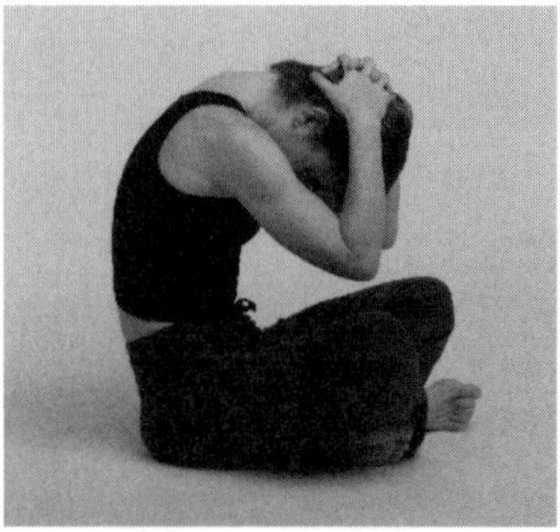

13. Rückenstreckmuskulatur/ Zwischen-Schulterblattmuskulatur

Kniesitz auf den Unterschenkeln, Schneidersitz oder Sitz auf einem Hocker, das Kinn auf die Brust legen, dann langsam Wirbel für Wirbel einrollen, bis der Rücken vollständig gerundet ist; gegebenenfalls mit beiden Händen auf dem Hinterkopf durch leichtes Ziehen des Kopfes zur Brust die Dehnung leicht verstärken; Dehnung mindestens 30 bis 60 Sekunden halten. Kein Seitenwechsel, da beidseitige Dehnung.

Programmvorschlag 1: Vor-/Nachbereitendes Dehnen

Übung 1, 2 und 4 jeweils einmal pro Seite durchführen, Übung 9 einmal durchführen. Der Zeitaufwand beträgt maximal sieben Minuten, wenn Sie jede Dehnung 60 Sekunden lang halten, plus jeweils ein paar Sekunden zwischen den Dehnungen zum Wechseln der Übung. Möglichst nach jeder Trainingseinheit durchführen, eventuell auch vorher.

Programmvorschlag 2: Rehabilitatives/Präventives Dehnen

Übung 3, 5, 6 oder 7, 8, 10, 11, 12, 13 jeweils ein- bis zweimal pro Seite durchführen. Der Zeitaufwand beträgt, bei zweimaliger Durchführung und einer Haltedauer von 60 Sekunden pro Dehnung, 26 Minuten plus Wechselzeit. Dieses Programm sollten Sie zusätzlich zu den Dehneinheiten vor oder nach dem Sport zweimal wöchentlich durchführen. Die zwölf Übungen, die ich Ihnen hier vorgestellt habe, können Sie als Vorlage für Ihr Dehnprogramm nehmen. Es gibt noch viele andere Übungen und Varianten der vorgestellten Dehnungen. Und bedenken Sie: Dehnen ist kein Leistungssport! Sie müssen keine Höchstleistungen vollbringen oder sich permanent verbessern. Es geht um Ihre Gesundheit und Ihr Wohlbefinden. Nicht mehr, aber auch nicht weniger.

Das Kräftigungsprogramm

Für das Kräftigungsprogramm habe ich den Schwerpunkt auf die Rumpfmuskulatur gelegt, da diese Muskelgruppe nicht nur für die Stabilisierung der Wirbelsäule verantwortlich ist. Eine starke Rumpfmuskulatur bewahrt auch vor vielen möglichen Verletzungen und Überlastungserscheinungen, da der Körper so in der Lage ist, sich ökonomischer und gesünder zu bewegen (im Sport wie auch im Alltag) und erst wesentlich später ermüdet. Ergänzt wird das Programm durch Übungen für die Beinmuskulatur, die die Knie- und Sprunggelenke umgibt. Da bei den meisten sportlichen Aktivitäten die Beine in einem hohen Maß eingesetzt werden, ist es wichtig, diese Gelenke zu stabilisieren. Leider stimmt es nicht, dass es zum Training der Beinmuskeln ausreicht, regelmäßig zu laufen oder Rad zu fahren.

Abschließend werden die genannten Muskelgruppen noch als funktionelle Einheit vervollständigt, in dem die dazwischen befindliche Gesäß- und Hüftmuskulatur in das Kräftigungsprogramm integriert wird. Auch diese Muskeln spielen eine große Rolle bei der Stabilisierung Ihrer Haltung und bei der Optimierung Ihrer Bewegungen; sie sind enorm wichtig, um Verletzungen und Verschleißerscheinungen zu vermeiden.

Seien Sie ohne Sorge, dass das Kräftigungsprogramm zu umfangreich und zeitaufwändig wird. Auch hier geht es, wie bei der Dehnung, mehr um die Regelmäßigkeit. Sie werden überrascht sein, mit wie wenig Aufwand viel zu erreichen ist. Und sollte es doch schwerfallen, das Pflichtprogramm durchzuführen, halten Sie sich vor Augen, dass genau dieses Training auch äußerst effektiv an Ihren Problemzonen »knabbert«.

Für alle gezeigten Übungen habe ich eine Wiederholungsanzahl vorgegeben, die zur Orientierung dient. Wichtig ist, dass Sie die Übung langsam und korrekt durchführen und sich dann in der trainierten Muskulatur belastet fühlen, ohne Schmerzen zu empfinden. Sie können auch vollkommen auf das Zählen verzichten und nur auf Ihr Körpergefühl achten. Wenn Sie sich steigern möchten, führen Sie mehr Wiederholungen durch oder verlängern Sie die Haltedauer und verkürzen Sie die Pausen zwischen den Übungen. Bei einigen Übungen werden Varianten angeboten, die die Intensität der Übung erhöhen und daher erst als Steigerung durchgeführt werden sollten, wenn die Grundübung perfekt klappt.

Die ersten Übungen, die ich Joachim Franz zeigte, hatte ich unter dem Aspekt ausgewählt, dass er schon extreme Länder durchquert, Berge bestiegen und unwirtliche Wüsten durchquert hatte. Die entsprechenden Kräftigungsübungen für seine Halte- und Stützmuskulatur waren entsprechend intensive Übungen für Fortgeschrittene. Doch siehe da: Auch Extremsportler sind nur Menschen, und sie jammern wie wir alle darüber, wie anstrengend doch die Übungen seien …

Kräftigungsübungen

14. Bauchmuskeln – »Crunch«

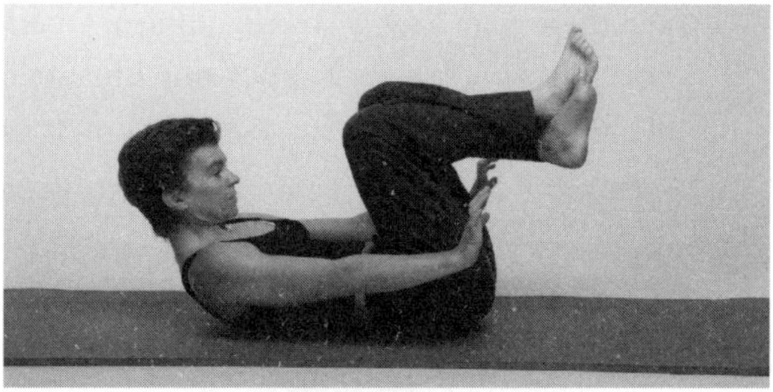

Rückenlage mit aufgestellten Beinen, Fußspitzen leicht angezogen, Kopf anheben, Kinn zur Brust, LWS (Lendenwirbelsäule) bewusst gegen den Boden drücken, beide Arme sind fußwärts gestreckt kurz über dem Boden; nun mit der Ausatmung Kopf und Schultergürtel abheben, mit der Einatmung zurückführen, aber nicht ablegen; langsame Bewegungsausführung ohne Schwung; zwei bis drei Mal fünf bis zehn Wiederholungen, Pause 30 bis 60 Sekunden.

15. Rückenstreckmuskeln – »Standwaage im Vierfüßlerstand«

Aus dem Vierfüßlerstand ein Bein gerade nach hinten strecken, dann den gegenseitigen Arm nach vorn strecken, Blick ist zum Boden gerichtet; Körperspannung halten, dabei ruhig weiteratmen, der Körper ist parallel zum Boden, nicht im Becken aufdrehen; Spannung 10 bis 20 Sekunden halten; Seitenwechsel; jede Seite zwei- bis dreimal.

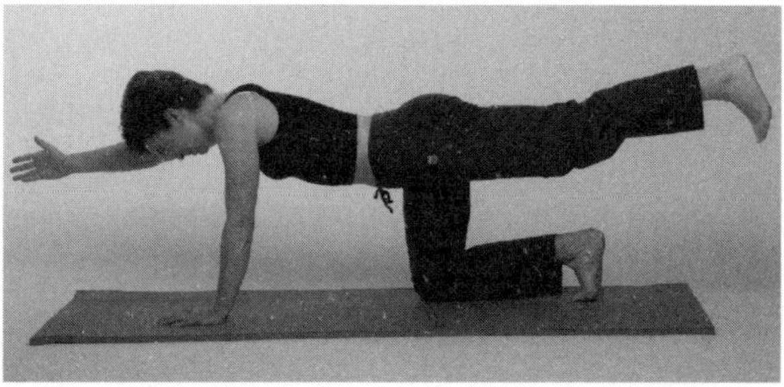

16. Seitliche Rumpfmuskeln – »Seitstütz«

Seitenlage auf den unteren Unterarm gestützt, Ellbogen genau unter der Schulter, Hüfte gestreckt, beide Knie 90 Grad gebeugt, der obere Arm liegt gestreckt auf dem Oberkörper; nun das Becken hochdrücken, bis der Körper eine Linie bildet; Spannung zehn bis 20 Sekunden halten; Seitenwechsel. Jede Seite zwei bis drei Mal.

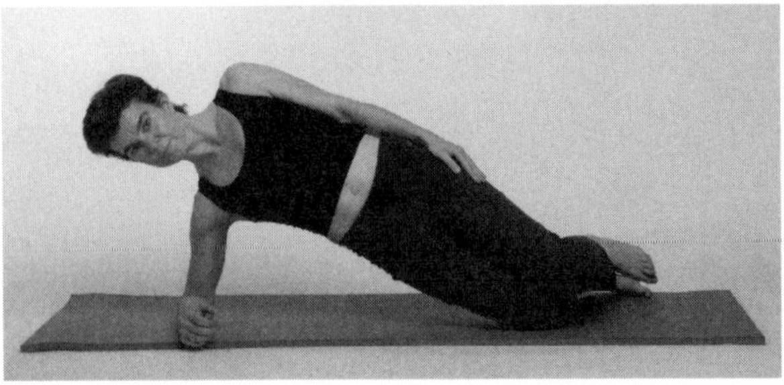

Varianten: Den oberen Arm über den Kopf strecken und dort halten, das obere Bein gestreckt abheben und dort halten; einzeln oder in Kombination.

17. Gesäßmuskeln/hintere Oberschenkelmuskulatur – »Bridging«

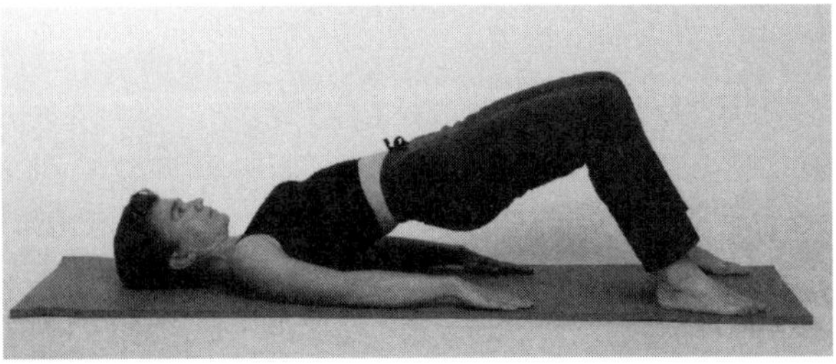

Rückenlage mit aufgestellten Beinen, beide Arme liegen neben dem Körper, die Fußspitzen anziehen, nun das Becken hochdrücken, bis Oberkörper und Oberschenkel eine Linie bilden; Spannung 20 bis 30 Sekunden halten; Pause 30 bis 60 Sekunden. Übung zwei bis drei Mal durchführen. Variante: Langsam ein Bein waagerecht strecken, absetzen, dann das Bein wechseln, dabei den Körper in Position halten; jedes Bein drei bis fünf Mal strecken.

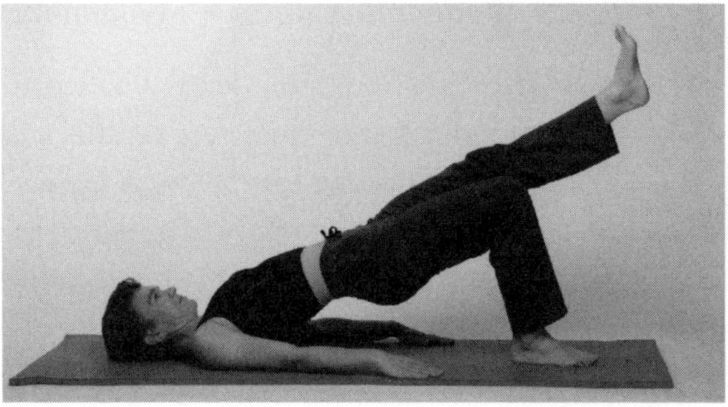

18. Vordere Oberschenkelmuskulatur – »Ein-Bein-Kniebeuge«

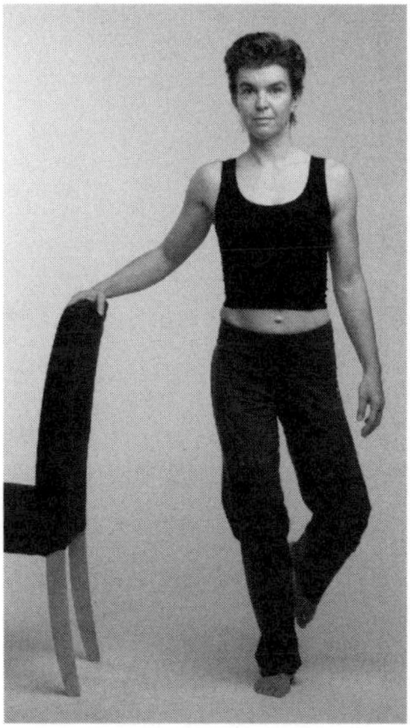

Stabiler Stand vor einem Stuhl, an der Rückenlehne festhalten, Gewichtsverlagerung auf ein Bein, das andere Bein kann zur Stabilisierung mit der Fußspitze Bodenkontakt halten, Fortgeschrittene halten das andere Bein in der Luft; nun das Standbein beugen, dabei hält die gesamte Fußsohle Bodenkontakt. Das gebeugte Knie in der Achse halten; 15 bis 30 langsame Wiederholungen; Seitenwechsel. Intensitätssteigerung durch tieferen Beugewinkel.

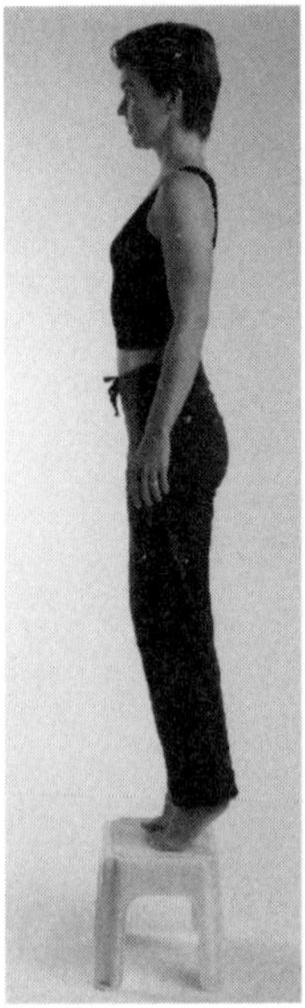

19. Wadenmuskulatur – »Wadenheben«

Hüftbreiter Stand mit den Fußballen auf einer Treppenstufe oder Kante eines fest verankerten Gegenstandes, zur Stabilisierung festhalten, Knie leicht beugen, Körperspannung, nun mit beiden Füßen in den Zehenstand hochdrücken, dann langsam wieder absenken, bis sich die Fersen leicht unterhalb der Stufenhöhe befinden; 15 bis 30 langsame Wiederholungen. Intensitätssteigerung durch einbeinige Ausführung mit Seitenwechsel.

Programmvorschlag 3: Kräftigung der Halte- und Stützmuskulatur

Übung 14 bis 19 für jede Körperseite einmal durchführen.

Zur Steigerung des Umfanges des Kräftigungsprogramms erhöhen Sie die Anzahl der Wiederholungen pro Übung oder verlängern die Haltedauer und/oder beginnen nach Übung Nr. 19 mit einer zweiten Serie der Übungen wieder von vorn. Zur Steigerung der Intensität habe ich für die Übungen 16 bis 19 Varianten als Vorschlag angegeben. Führen Sie diese Varianten wirklich nur durch, wenn Sie die Grundübung korrekt, langsam und häufig durchführen können und sich dann immer noch unterfordert fühlen. Bei den Kräftigungsübungen sollte man sich kein Ziel vornehmen, das man erreichen will.

Das Koordinationsprogramm

Mit den Übungen zur Dehnung und zur Kräftigung haben Sie gute Voraussetzungen für eine bessere Haltung und gesündere und effektivere Bewegungsabläufe geschaffen. Nun kommt es darauf an, dass Ihre Muskeln auch miteinander gut funktionieren.

Ein Beispiel: Die Rückenmuskulatur ist stark und dehnfähig, die gegenüberliegende Bauchmuskulatur ist auch dehnfähig, aber zu schwach. Die Bauchmuskulatur hat also zu wenig Kraft, die sie der starken Rückenmuskulatur entgegensetzt. Dies führt zu einer Spannungsdysbalance, die Haltung gerät insgesamt in eine Schieflage.

Ein anderes Beispiel: Auf einem Bein stehend, müssen die Beinmuskeln miteinander arbeiten, damit man nicht umfällt. Mit geschlossenen Augen hat man mehr Schwierigkeiten, nicht umzufallen. Da die Orientierung über die Augen fehlt, fehlen den Muskeln auch diese Informationen, um die Spannung so anzupassen, dass man nicht umfällt. Wenn die Muskeln aber gelernt haben, miteinander zu arbeiten, werden sie auch ohne die visuelle Orientierung das Gleichgewicht halten können. Auch wenn es schwieriger ist. Trainieren kann man dieses Zusammenspiel, indem man die Muskeln in einer Übung miteinander arbeiten lässt. Je mehr Muskeln dabei zusammenarbeiten müssen, desto besser. Daher sind zum Verbessern der Koordination Ganzkörperübungen sinnvoll.

Koordinationsübungen

20. Zwei-Bein-/Ein-Bein-Gleichgewichtsstand

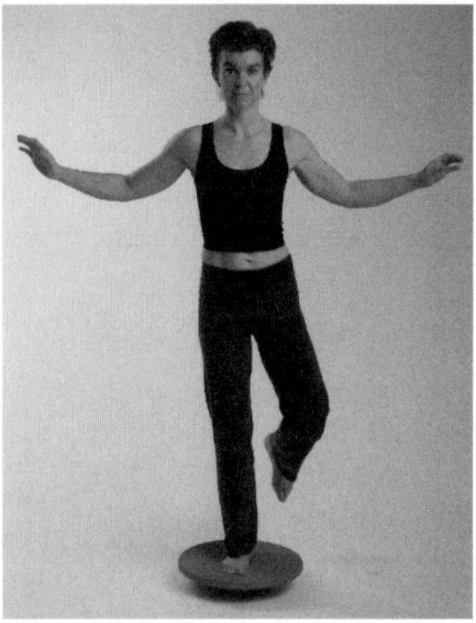

Maximal schulterbreiter Stand auf einer instabilen Unterlage, zum Beispiel einer halb gefüllten Wärmflasche oder einer aufgerollten Wolldecke, die Knie leicht beugen, bewusste Körperspannung aufnehmen. Variante: Die Augen während der Übung schließen; Stand auf einem leicht gebeugten Bein. Seitenwechsel.

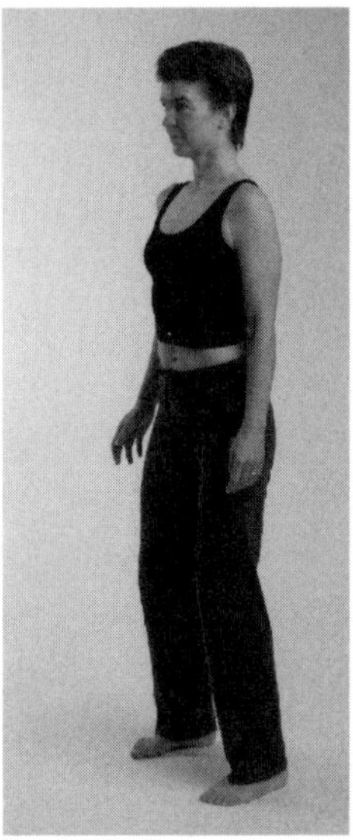

21. Der chinesische Stand

Maximal schulterbreiter Stand vor einem Spiegel, Knie leicht gebeugt, Gesäß und Bauch leicht anspannen, Becken leicht nach vorn schieben (aus der Hohlkreuzposition), Schultern nach hinten-unten schieben, Kinn nach hinten schieben (»Doppelkinn«). Position halten, bewusste Bauchatmung.

Beide Übungen können nacheinander oder einzeln so oft wie möglich durchgeführt werden. Nehmen Sie sich etwas Zeit dafür, und machen Sie die Koordinationsübungen in ausgeruhtem Zustand, also möglichst nicht im Anschluss an eine anstrengende Trainingseinheit oder nach einem langen Arbeitstag.

Lohn der Mühe

Das Ziel sollte es sein, sich durch sämtliche Übungen wohler, fitter und leistungsfähiger zu fühlen. Werden Sie nicht ungeduldig, wenn sich dieser Effekt nicht innerhalb der ersten vier Wochen deutlich spürbar einstellt. Ihr Körper braucht für diese Anpassungsprozesse Zeit, also geben Sie ihm Zeit. Dafür werden Sie spüren, wie Ihnen im Laufe der Zeit sämtliche Übungen, wie auch Ihr sonstiges sportliches Training, immer leichter fallen. Spätestens dann kommt der Spaß an der Bewegung. Freuen Sie sich darauf!

Wenn Sie regelmäßig trainieren, kann ich Ihnen Erfolge versprechen – aber bleiben Sie realistisch in Ihrer Zielsetzung, auf die Sie mit Ihrem Programm hinarbeiten. Setzen Sie sich kleine Teilziele, die in einem überschaubaren Zeitraum zu erreichen sind, und geben Sie nicht frustriert auf, wenn Sie Rückschläge einstecken müssen. Es lohnt sich, dranzubleiben. Schließlich geht es um Ihre Gesundheit und Ihre Lebensqualität.

Ein Blick auf unsere Anatomie

In der folgenden Tabelle erhalten Sie einen Überblick über die zu testenden Muskeln, ihre Funktion, die beteiligten Gelenke, ihre Neigung zu Verkürzung und/oder Abschwächung und daraus resultierende mögliche Folgen. Dieser Ausflug in die Anatomie wird mit den notwendigen, aber nicht zu ausführlichen Erläuterungen versehen sein. Sie sollen das Verständnis dafür erhöhen, was notwendig ist, um ein gesundes und effektives Training durchführen zu können, und dabei helfen, den Sinn der Übungen besser nachzuvollziehen

Die Übersicht berücksichtigt nur Muskeln, die in den vorangegangenen Übungen zur Kräftigung und Dehnung vorkommen.

Die Muskeln, die eine gemeinsame Funktion in einem Gelenk erfüllen und damit eine funktionelle Einheit bilden, sind zu Muskelgruppen zusammengefasst. Diese funktionellen Einheiten sind in den Übungen auch zusammen trainiert worden. Bewusst werden die deutschen Muskelbezeichnungen gewählt.

Abkürzungen:
HWS = Halswirbelsäule
BWS = Brustwirbelsäule
LWS = Lendenwirbelsäule

Körperregion	Muskel/ Muskelgruppe	Hauptfunktion(en)	beteiligtes Gelenk	mögliche Folge bei Fehlfunktion
Rumpf, vorne	Bauchmuskeln (gerade, schräg und tiefliegend)	Rumpfbeugung, gerade u. diagonal, Haltefunktion	BWS, LWS u. Becken	Fehlhaltung, z. B. Rundrücken oder Hohlkreuz
Rumpf, seitlich	seitliche Rumpfmuskeln	seitliche Neigung des Rumpfes, Haltefunktion	untere BWS, LWS	mangelnde Stabilität der Wirbelsäule
Rumpf, hinten	Rückenstrecker	Rumpfstreckung, Haltefunktion	LWS	Fehlhaltung, z. B. Rundrücken oder Hohlkreuz
Lende/ Becken/Hüfte	Hüftbeuger	Hüftbeugung	LWS, Hüftgelenk	Fehlhaltung, z. B. Rundrücken oder Hohlkreuz
Lende/ Becken/Hüfte	Gesäßmuskulatur	Hüftstreckung und -außenrotation	LWS, Hüftgelenk	Fehlhaltung, z. B. Rundrücken oder Hohlkreuz
untere Extremität	vordere Oberschenkel-Muskulatur	Kniestreckung und (anteilig) Hüftbeugung	Hüftgelenk, Kniegelenk	Hohlkreuz, Knorpelbelastung im Kniegelenk

Körperregion	Muskel/ Muskelgruppe	Hauptfunktion(en)	beteiligtes Gelenk	mögliche Folge bei Fehlfunktion
untere Extremität	hintere Oberschenkel-Muskulatur	Kniebeugung und (anteilig) Hüftstreckung	Hüftgelenk, Kniegelenk	Rundrücken, Instabilität im Kniegelenk
untere Extremität	Wadenmuskulatur	Strecken der Fußsohle, »Zehenstand«, (anteilig) Kniebeugung	Kniegelenk, oberes Sprunggelenk	Achillessehnenbeschwerden
untere Extremität	Schenkelanzieher	Heranziehen des Beines nach innen	Hüftgelenk	Fehlstellung im Hüftgelenk, dadurch Knorpelverschleiß (Hüft-Arthrose)
obere Extremität, vorne	Brust- und vordere Schultermuskulatur	u. a. nach vorne und innen Bewegen der Arme, »Liegestütz«	Schultergelenk	Fehlhaltung, z. B. Rundrücken
obere Extremität, hinten	großer Rückenmuskel (Latissimus)	u. a. nach hinten und unten Bewegen der Arme	Schultergelenk, Wirbelsäule	Fehlhaltung, z. B. Skoliose oder Rundrücken
obere Extremität, hinten	oberer Anteil der Rückenstrecker, Zwischen-Schulterblatt-Muskulatur	Aufrichten des oberen Rückens, Zurückziehen d. Schulterblätter	HWS, BWS, Schultergürtel	Fehlhaltung, z. B. Rundrücken
obere Extremität	Nackenmuskulatur	Hochziehen der Schultern, seitliches Neigen des Kopfes	HWS, Kopfgelenk, Schultergürtel	Verspannungen, Spannungskopfschmerz

Und jetzt?

Ich habe das Gefühl, dass ich hier das ein oder andere Mal als Fallbeispiel herhalten musste ... Man könnte meinen, dass ich permanent jammere und schimpfe, voller Fehler und Probleme stecke. Und das ist tatsächlich so! Denn so ist das ganz normale Leben. Unzählige Male lag ich leise wimmernd unter Steffis Händen und habe gebetet, dass die Stunde schnell vergehen möge. Aber genauso oft habe ich gehofft, dass die Tage bis zu meinem nächsten Termin bei ihr schnell vergehen, weil ich wieder Schmerzen hatte.

Wir machen alle Fehler – und ohne diese Fehler könnten wir nichts lernen. Müssen Sie aber alle meine Fehler wiederholen? Dieses Buch soll nicht belehren, sondern Ihnen einen Einblick in meine Welt geben, und vielleicht finden Sie sich in dieser Welt wieder. Im Anhang finden Sie umfangreiche Checklisten, mit denen Sie Ihren Standort bestimmen können – damit ist der Anfang auf dem Weg zur Veränderung gemacht. Danach können Sie sich exemplarisch an vier verschiedenen Szenarien orientieren, in denen ich mich im Laufe meines Lebens wiederfand. Zu den geschilderten Situationen geben die Experten in diesem Buch konkrete Tipps, sodass sich praktische Anleitungen ergeben. Es gibt also keine Ausreden mehr!

Ich lebe meinen Traum nunmehr seit 17 Jahren und bin nicht müde, auch wenn viele meiner Abenteuer und Aktionen mich an den Rand des Möglichen geführt haben. Ich konnte aus diesen Erlebnissen aber so viel Freude, Genugtuung und Glück ziehen, dass ich Ihnen ein Stück davon abgeben möchte. Meine Freunde und ich wollen Ihnen unser Wissen schenken – entscheiden Sie, ob es ein großes oder kleines Geschenk ist!

Anhang 1

Checklisten zur Standortbestimmung

Die aufgeführten Fragen sind typische und häufige Fragen, die Ihnen helfen sollen, Ihr eigenes Profil zu erstellen. Stellen Sie sich den für Sie richtigen Fragenkatalog zusammen, und schreiben Sie Ihre Antworten auf.

A Vision & Ziele

1. Welches ist Ihre Vision?
2. Welches ist Ihr – realistisches – Ziel?
3. Welchen Zeitaufwand erwarten Sie?
4. Welche Probleme erwarten Sie?
5. Was sind Sie bereit zu verändern?
6. Welche Unterstützung brauchen Sie?
7. Was steht Ihnen im Weg?
8. Was sagt Ihr persönliches Umfeld zu Ihrem Vorhaben?
9. Haben Sie schon einmal früher einen Versuch unternommen, eine Vision und Ziele zu definieren und umzusetzen?
10. Wo lagen die Fehler, falls es zu keiner nachhaltigen Umsetzung gekommen ist?
11. Wo stehen Sie also beim Formulieren Ihrer Vision und Ihrer Ziele heute?

B Ausreden

1. Keine Zeit! (Vermutlich verfügen Sie über kein Zeitmanagement ...)
2. Keine Lust
3. Schmerzen
4. Wetter zu schlecht (keine adäquate Ausrüstung)
5. Mangelnde Motivation, fehlender Trainingspartner, fehlende Rahmenbedingungen
6. Keine passende Anleitung
7. Übergewichtig
8. Sobald ich mit dem Rauchen aufgehört habe, fange ich an!
9. Ist Sport nicht gesundheitsgefährdend?
10. Angst, etwas falsch zu machen
11. Keine Zeit, bin alleinerziehend
12. Kein Geld
13. Halten Sie Ihre Ausrede(n) selbst für stichhaltig?

C Gesundheit

1. Wie hoch ist Ihr BMI?
2. Haben Sie Gelenkprobleme oder Probleme mit dem Bewegungsapparat?
3. Bestehen Herz-/Kreislauf-Probleme?
4. Wann war Ihr letzter Sporttauglichkeitscheck bei einem Arzt?
5. Was bedeutet Gesundheit für Sie?
6. Rauchen Sie?
7. Leiden Sie unter Stoffwechselkrankheiten?
8. Nehmen Sie Medikamente?
9. Gibt es Verletzungen, gab es Operationen?
10. Kennen Sie fachlich kompetente Ansprechpartner für Ihre Gesundheitsprobleme?

11. Fühlen Sie sich gestresst? Wenn ja, warum?
12. Wie schätzen Sie zusammenfassend Ihre gesundheitliche Verfassung ein?

D Ernährung

1. Essen Sie regelmäßig?
2. Trinken Sie ausreichend?
3. Alkohol, Koffein, Teein? (regelmäßig – wenig – gar nicht)
4. Nehmen Sie Nahrungsergänzungsmittel?
5. Haben Sie schon einmal eine Ernährungsanalyse gemacht?
6. Was verstehen Sie unter ausgewogener Ernährung?
7. Sind Sie zufrieden mit Ihrem Gewicht?
8. Haben Sie schon eine Diät beziehungsweise eine Gewichtsreduzierungsmaßnahme durchgeführt? (Mehrmals?)
9. Essen Sie häufig Fast Food?
10. Würden Sie sich wenig charmant, aber zutreffend als »Problemfresser« bezeichnen?
11. Kennen Sie fachlich kompetente Ansprechpartner zum Thema Ernährung?
12. Wo stehen Sie? Sind Sie in Sachen Ernährung mit sich zufrieden?

E Bewegung

1. Wie oft in der Woche bewegen Sie sich sportlich, sei es im Freien oder in Sportstudios, Hallen?
2. Treiben Sie Sport? Welche Sportart(en) bevorzugen Sie?
3. Kennen Sie die richtige Ausrüstung für Ihren Sport?
4. Haben Sie einen Herzfrequenz-Messer, kennen Sie Ihre Pulswerte?

5. Welche Sportstätten sind in Ihrer Umgebung zu finden?
6. Kennen Sie deren Öffnungszeiten?
7. Wie viel Zeit erübrigen Sie im Moment für sportliche Aktivitäten? (inklusive Vorbereitung, An- und Abfahrt)
8. Können Sie Ihr Umfeld beziehungsweise Ihren Arbeitsplatz möglicherweise in Ihre Planungen einbeziehen?
9. Ist die Sportart beziehungsweise die Bewegungsart, die Sie durchführen, Ihrer Meinung nach die verträglichste für Sie?
10. Wie sieht Ihre bisherige sportliche Laufbahn aus?
11. Kennen Sie fachlich kompetente Ansprechpartner zu Bewegungsfragen beziehungsweise bei der Suche nach dem für Sie richtigen Sport?

Was machen Sie mit den Antworten?

Sie haben den Fragenkatalog durchgearbeitet, haben in den Tiefen Ihrer Seele geforscht und die ehrlichsten und zutreffendsten Antworten notiert? Nun geht es an die Umsetzung:

- Sie haben möglicherweise das erste Mal in Ihrem Leben Ihr ganz persönliches Profil vor sich liegen. Sie sollten zuerst versuchen, aus diesen Antworten einen kompletten Lösungskatalog zu erstellen. Berücksichtigen Sie dabei möglichst viele Informationen aus diesem Buch.
- Sie haben einen möglichen Weg definiert? Dann legen Sie sich einen Zeit- und Marschplan zurecht. Wann wollen Sie was erledigen? Legen Sie vor allem auch die Informationshaltestellen fest, suchen Sie mit allen zur Verfügung stehenden Mitteln die besten Ansprechpartner, und machen Sie Termine.
- Sie haben den Weg- und den Zeitplan, trotzdem ergeben sich noch Fragen? Wenden Sie sich an uns, wir helfen Ihnen gerne: www.abheuteallesanders.de

Anhang 2

Beispielhafte Anleitungen: Die ersten Schritte

- Fall 1: Übergewichtig, wenig Bewegung
- Fall 2: Normalgewichtig, mit dem Sport beginnend
- Fall 3: Sportlich, mit gesundheitlichen Problemen
- Fall 4: Sportlich, weitere Ziele suchend

Fall 1: Der übergewichtige, sich wenig bewegende Joachim Franz

Wie war das eigentlich damals? Ich konnte die 120 Kilogramm-Marke auf der Waage schon deutlich sehen und fühlte mich alles andere als gut. Ja, der Wunsch, anders zu sein, war da, aber was sollte ich tun? Ich kannte niemanden, der mir hätte helfen können, und hatte keine Vision, um einen Begriff zu verwenden, der mir heute wichtig ist. Damals gehörte er nicht zu meinem aktiven Wortschatz. Hatte ich ein Ziel? Nicht wirklich, allerdings hatte ein »Gärungsprozess« längst begonnen.

An dem Tag, an dem ich die Zigarette aus der Hand legte und die Bierflaschen im Kasten stehen ließ, hatte ich immerhin eine vage Vorstellung davon, was ich alles tun wollte, um meine persönliche Kehrtwende einzuläuten:

1. Ich nahm mir vor, eine etwa fünf Kilometer lange Strecke zu laufen, die ich mir ausgesucht hatte.
2. Ich wollte spontan in einen Sportladen in der Stadt gehen, um mich entsprechend einzukleiden.
3. Ich wollte abnehmen, zur Not anders essen.
4. Ich wollte die Angst vor meiner Entscheidung loswerden.
5. Ich wollte endlich jemand anders sein.
6. Ich wollte, dass alle um mich herum verstehen sollten, was ich tun wollte – und vor allem warum.
7. Ich wollte nicht gleich zu einem Arzt gehen, der mir womöglich sagen würde, dass es längst zu spät sei.
8. Ich wollte und wollte und wollte ...

An einem Dienstag, dem 9. Januar 1990, begann ich tatsächlich damit, mein Vorhaben umzusetzen. Ich ging in den Sportladen, um mir ein paar Ladenhüter in Übergröße zu kaufen, dann lief ich los – und gab nach kurzer Zeit auf, entkräftet und entnervt. Für ein paar Tage war ich froh, mit meinem gewohnten Leben weitermachen zu können, zu rauchen und zu trinken und mich nicht bewegen zu müssen. Aber es nagte pausenlos in mir – ich wollte nicht der »Alte« bleiben! Was wäre ich froh gewesen, die richtigen Freunde an meiner Seite gehabt zu haben.

Alexander Steinbrenner, Chiropraktor:

Eine gute Körperbalance ist die Grundlage für jeden Sporteinsteiger. Gerade in Bezug auf Übergewichtigkeit und für den Körper ungewohnte Bewegungsabläufe bei Sportneulingen ist es wichtig, die korrekte biomechanische Funktion der Gelenke zu überprüfen, um eventuellen Spätfolgen vorzubeugen. Die chiropraktische Untersuchung beinhaltet in diesem Fall zumeist eine Ganganalyse, neurologische, orthopädische sowie spezielle chiropraktische Tests, um Gelenksfehlstellungen zum Beispiel im Fuß oder Becken zu identifizieren.

Studien zeigen, dass unser Knie beim Joggen bis zu (tempoabhängig) dem Neunfachen unseres eigenen Körpergewichts belastet wird. Für unseren Körper ist es daher essenziell, dass wir ihn langsam an neue Beanspruchungen gewöhnen. Sonst besteht gerade für Muskeln, Sehnen, Bänder und Gelenke die Gefahr von Überbelastung, die zusammen mit den genannten Gelenksfehlstellungen einem Trainingsneuling zum Verhängnis werden.

Häufige Diagnosen in diesem Fall können sein:

- Blockierung der Rückenwirbel (wie bei einem Hexenschuss)
- Gelenkreizungen
- Verletzungen im Bereich der Muskeln, Sehnen, Bänder

Dirk Colla, Internist:

Die meisten Sportanfänger lassen keinen ärztlichen Check machen, bevor sie loslaufen. Folgende Untersuchungen sind jedoch sehr wichtig:

Blut abnehmen und Ist-Werte analysieren: Blutzucker, Harnsäure, ein Leberwert und kleines Blutbild sowie Kalium. Auf dieser Basis kann das Risikoprofil in Richtung Ernährung besser eingeschätzt werden und ein Gichtanfall oder Ähnliches, bedingt durch die gewollte Gewichtsreduktion, verhindert werden.

Der Kandidat des Fallbeispiels ist durch seinen Lebensstil und sein Übergewicht gefährdet – in Bezug auf seine Gelenke (siehe Chiropraktor) und in Bezug auf das Herz-Kreislauf-System. Als Spezialist würde ich deshalb ein Echo machen, um zu sehen, ob es bereits Schäden am Herzmuskel oder dem Klappenapparat gibt, dann folgen ein Belastungs-EKG und eine Duplex-Sonografie der Arterien. So kann man ganz sicher sein, dass bei Beginn einer sportlichen Betätigung keine bösen Überraschungen auftreten. Beim Belastungs-EKG erfahren wir etwas über den Blutdruck-Verlauf und könnten – wenn nötig – auch hier anfangs regulierend eingreifen. Die Duplex-Sonografie der Arterien ist gut, um einen Verlaufsparameter zu haben. Es motiviert, wenn man sieht, wie die Plaques in den Arterien zurückgehen, wenn man sein Leben verändert, und es ist ebenso positiv zu wissen, dass bisher noch keine wesentlichen Defekte vorhanden sind. Ich würde zudem eine Lungenfunktion empfehlen. Fast alle Raucher haben eine mehr oder weniger stark ausgeprägte Atemwegsobstuktion. Die Bronchien werden durch den ständigen Entzündungsreiz eng gestellt und behindern die Sauerstoffaufnahme, was schnell zu Frustration bei körperlicher Bewegung führen kann, denn jedes Gramm Fett braucht auch Sauerstoff. Um einen optimalen Trainingsstart zu ermöglichen, kann auch hier mit einem inhalativen Medikament eine anfängliche unterstützende Therapie nötig sein.

Wenn bei den genannten Untersuchungen nichts Gravierendes gefunden wird und der Kandidat beim Radfahren keine Probleme mit den Gelenken hatte, würde ich ihm noch ein paar Tipps zum richtigen Trainingsbeginn und zur Auswahl der Sportart mit auf den Weg geben. Rad fahren, Schwimmen wären sicherlich sinnvoller als Laufen, wo insbesondere die Kniegelenke eines Untrainierten anfangs stark belastet werden. Es lässt sich für jeden entsprechend seinen Neigungen etwas finden!

André Albrecht, Trainingswissenschaftler:

Mit dem Vorsatz, fünf Kilometer am Stück zu laufen, nimmt sich ein Anfänger, noch dazu einer mit Übergewicht, deutlich zu viel vor. Mit dem Ergebnis, dass er frustriert sein wird, wenn er es nicht schafft. Außerdem provoziert er damit eine völlig unnötige Verletzungsgefahr. Die angemessene Empfehlung lautet: Wenn Laufen das Ziel sein soll, dann zunächst mit einer Gesamtbelastung von nicht über zehn bis 15 Minuten, wobei nach ein bis zwei Minuten Laufen immer ein bis zwei Minuten gegangen werden sollte. Allmählich kann dann die Laufdauer gesteigert werden. Zu überlegen ist, ob es für den absoluten Anfänger nicht besser wäre, zunächst mit Fahrrad fahren oder dem Ergometer die sportliche Laufbahn zu beginnen.

Richtig ist es, kurz entschlossen in ein Sportgeschäft zu gehen und sich das Nötige zu besorgen. Wir empfehlen allerdings, nicht in das erstbeste Geschäft zu gehen, sondern in eines mit guter Beratung. Die Bekleidung ist zunächst sekundär, wichtig sind jedoch von Anfang an gute Schuhe.

Stefanie Peters, Physiotherapeutin:

Am Anfang steht die Muskelfunktionsanalyse, dabei werden Kraft und Dehnfähigkeit der stabilisierenden Muskulatur untersucht. Resultierend daraus wird ein individuelles Kräftigungs- und Dehnprogramm erstellt. Dieses Stabilitäts-, Dehn- und Kräftigungsprogramm wird zweimal wöchentlich durchgeführt. Es dauert 10 bis 15 Minuten und beinhaltet Übungen, die die wichtigsten Defizite korrigieren sollen und eine komplexe Wirkung besitzen (große Muskelgruppen mit komplexen Funktionen für Stabilität und Bewegung). Nach acht bis zwölf Wochen ist eine erneute Muskelfunktionsanalyse sinnvoll, um das Übungsprogramm erneut gezielt anpassen zu können. Jetzt wird das Stabilitäts-, Dehn- und Kräftigungsprogramm auf bis zu 30 Minuten erweitert, die Übungen werden variabler und intensiver. Dafür wird das Programm nur noch ein- bis zweimal wöchentlich durchgeführt.

Andreas Heuchert, Sportlehrer:

Irgendetwas ist im Kopf des übergewichtigen Kandidaten geschehen. Ein Erlebnis, eine Begegnung, ein Gespräch, ein neuer Gedanke, ein Kinofilm, irgendetwas hat in seinem Unterbewusstsein eine kleine Flamme entzündet. Eine Flamme, die sein Leben verändern kann, und diese neue Energie zwingt ihn regelrecht zum

Handeln. So wie Tom Hanks, der als Forrest Gump in dem gleichnamigen Kinofilm einfach zu rennen anfängt, ohne sich Gedanken darüber zu machen, wohin er will, wann er Pause macht, welche Schuhe er braucht, was er essen soll oder an wen er sich sonst wenden soll.

Gründe, warum man sich verändern will, können sein:

- Man will sich nicht aufgeben, dazu liebt man sich selbst zu sehr.
- Man sieht seine augenscheinlichen Probleme als Chance.
- Man möchte seine Misserfolge für die persönliche Weiterentwicklung nutzen.
- Man will Verantwortung übernehmen.
- Man fängt an, an sich zu glauben und an den möglichen Erfolg.
- Es gibt keine Rahmenbedingungen, die einen vollkommen einengen, man kann sich flexibel verhalten.
- Man möchte sein Leben zukünftig aktiv gestalten.

Diese oder einige dieser Voraussetzungen sind notwendig, damit es überhaupt zu einer Handlung kommt. Dass diese Handlungen zu Beginn ohne jegliche Planung vonstatten gehen, ist normal und kein Einzelfall. Warum auch planen – einfach loslegen heißt die Devise! Doch nach einer Weile merkt man, dass dies alleine keinen Erfolg bringt. Irgendwie gehört noch mehr dazu.

Ulrich Riess, Ernährungsberater:

Ich habe die Erfahrung gemacht, dass alle Menschen die gleichen Ernährungsfehler machen. Egal ob Olympionike oder übergewichtiger Computerspezialist, es lässt sich im Ansatz immer vergleichen. Meine Tipps gelten daher für die Fälle 1 bis 4 gleichermaßen.

Ein Ernährungscoach stellt an den Anfang einer Beratung die

Analyse des bisherigen Ernährungsverhaltens und des Gewichtsverlaufes, die sogenannte Ernährungsanamnese.

Ich führe immer ein halbstündiges Gespräch über die Geschichte des Klienten und des Gewichtes. Ich frage nach dem aktuellen Gewicht, dem Zielgewicht des Klienten, nach dem Höchstgewicht, dem niedrigsten Erwachsenengewicht, wie viel und welche Ernährungsumstellungen (Diäten) schon durchgeführt wurden und welche Ziele oder Vorstellungen man mit dem »neuen Gewicht« verbindet, nach familiärer Gewichtsbelastung und ob der Wunsch das Gewicht zu verändern wirklich selbstbestimmt ist oder ob er von Familienangehörigen oder Freunden gesteuert wird.

Danach wird der Körperfettanteil bestimmt und überprüft, ob das Zielgewicht ohne Verlust von Magermasse (Muskulatur) überhaupt erreichbar ist. Schließlich wird ein sinnvolles Zielgewicht bestimmt.

Im Rahmen des Coachings arbeite ich mit Ernährungsprotokollen, die vom Klienten geführt werden. Das Protokoll wird bei den regelmäßigen Treffen ausgewertet und besprochen. So optimiert man gemeinsam die Ernährung unter Berücksichtigung persönlicher Bedürfnisse und Anforderungen – wie gesagt, das gilt ebenso für den Top-Athleten wie für einen Klienten mit dem Wunsch, dauerhaft ein paar Kilo zu verlieren. Die Grundregeln:

- Planung des Einkaufs mit entsprechender Lebensmittelauswahl
- Planung der Mahlzeiten bei der Arbeit und zu Hause mit bewusster Auswahl der Gerichte und Getränke
- Ruhe beim Essen und Konzentration auf das Essen (ohne Störungen durch Handy, Telefon, PC, Fernseher)
- Planung der Pausen auf Reisen und Mitführung entsprechender Mahlzeiten und Getränke

Fall 2: Der fast normalgewichtige, mit dem Sport beginnende Joachim Franz

Was war das für ein seelischer Stress! Ich hatte es zwar geschafft, nach meinem anfänglichen Totalrückschlag doch noch in Bewegung zu kommen. Doch schon begannen ganz andere Probleme: Mein Umfeld nahm mich nicht mehr als denjenigen wahr, der ich die ganzen letzten Jahre über gewesen war. Ich hatte nicht damit gerechnet, dass ein Leben ohne die abendlichen Alkoholrunden inklusive zu viel und zu ungesundem Essen so schnell eine Veränderung in der Zusammensetzung des Freundeskreises bedeute könnte. Dazu kam, dass nach rasantem Verlust von fast 25 Kilogramm Körpergewicht die Freude darüber von Knie-, Rücken- und sonstigen Schmerzen abgelöst wurde. Nun hatte ich das Problem, dass ich das Übergewicht noch nicht ganz los war, sich aber schon das nächste Handicap, unterschiedliche Schmerzen, ankündigte. Ich nahm mir vor, anders zu trainieren. Aber wie? Dann betrachtete ich meine ausgelatschten Laufschuhe: Vielleicht sollte ich doch einmal etwas anderes als nur Sonderangebote kaufen? Hatte ich vielleicht zu viel an meiner Ernährung verändert? Hatte ich etwas vergessen? Wie sollte ich mit meinen sogenannten »Freunden« umgehen, die mich zunehmend mieden? Ich konnte inzwischen zwar stundenlang laufen, fühlte mich dabei jedoch immer schlechter. Wie und wo wollte und sollte ich denn besser werden?

Immer wieder lief ich mit Knieschmerzen. Würde das wieder besser werden? Ich träumte doch von meinem ersten Marathon! Ich dachte wirklich, ich könnte alles und sofort. Die Schmerzen wurden stärker, und eine erste Talfahrt der Seele begann. In dieser Zeit lernte ich auch, dass manches schnell zu erreichen ist, aber oftmals weniger beständig ist. Ich hätte dringend guten Rat brauchen können.

Alexander Steinbrenner, Chiropraktor:

Der Körper lügt nicht! Symptome sind nichts anderes als die Sprache unseres Körpers, und wir müssen beginnen, sie rechtzeitig zu verstehen, statt sie zu ignorieren. Der Köper muss sich in allen Belangen auf neue Gewohnheiten und Belastungen einstellen. In Bezug auf den Bewegungsapparat können sich gerade in diesem Stadium Fehlstellungen aufbauen, zum Beispiel durch kleinere Verletzungen, Überlastung, durch Selbstüberschätzung oder falsches Training beziehungsweise Material. Oftmals wird dies vom Körper jedoch noch gut kompensiert und von dem ambitionierten Sportler leider auch zu oft toleriert. Würden Sie, wenn Sie beim Autofahren das Gefühl hätten, Ihr linkes Vorderrad schlackere, trotzdem wieder auf die Autobahn zurückkehren? Eine regelmäßige chiropraktische Kontrolle des Bewegungsapparates auf Funktion und Stabilität kann helfen, Probleme frühzeitig zu erkennen und somit rechtzeitig entgegenzuwirken, um das Risiko von Spätfolgen zu vermindern: Inspektion = Prävention.

Dirk Colla, Internist:

Wer bis jetzt noch nicht beim Arzt war, sollte nun die Untersuchungen machen lassen, die bereits bei Fall 1 empfohlen wurden: Labor, Echo, Belastungs-EKG, Lungenfunktionsuntersuchung. Was in diesem Körper inzwischen abgelaufen ist, bleibt nur zu vermuten. Auch wenn das Training im Mittel vielleicht zu heftig oder zu wenig intensiv war, wird doch ein gewisser Trainingseffekt hängengeblieben sein. Ich vermute, dass die Triglyceridwerte und das Cholesterin um mindestens ein Drittel des Ausgangswertes gesunken sind, vielleicht auch der Blutdruck. Wegen der Knieschmerzen wären eine eingehende Diagnostik des Kniegelenkes und ein kritischer Blick auf die Körperhaltung und die Körperachsen sinnvoll.

André Albrecht, Trainingswissenschaftler:

Das gesamte Training sollte spätestens jetzt in Hinblick auf Dauer, Intensität (Pulswerte), sportliche Ernährung, realistische Zielstellung und Trainingsplanung von einem Fachmann (einem Leistungsdiagnostiker oder einem erfahrenen Lauf-Trainer) analysiert und eingestellt werden. Hier sind viele Fehler vorhanden, die einander bedingen. Sinnvoll wäre zudem die Einhaltung eines Plans für Einsteiger.

Stefanie Peters, Physiotherapeutin:

Nach einem erneuten Test der Muskelfunktionsanalyse auf Kraft und Dehnfähigkeit der stabilisierenden Muskulatur wird das individuelle Kräftigungs- und Dehnprogramm resultierend aus dem Ergebnis überarbeitet, und die Kräftigungsübungen werden durch eine längere Belastungsdauer oder durch Übungsvarianten intensiviert.

Das Übungsprogramm kann physiotherapeutisch erweitert werden, um gezielt auf sportmedizinisch-orthopädische Probleme zu wirken (physiotherapeutisches Eigenübungsprogramm).

Andreas Heuchert, Sportlehrer:

Immerhin! Die meisten Menschen hätten nach den ersten Rückschlägen wieder aufgegeben, die neuen »Probleme« hätten die passende Ausrede abgegeben. »Ich habe es doch versucht, und dann fingen die Schmerzen an.« Oder: »Ich kann das nicht.« Doch wer nicht kann, der will meistens nicht. Aber bei Joachim Franz ist die innere Flamme nicht erloschen. Er sammelt Erfahrungen auf seinem Weg, unter anderem die Tatsache, dass sich ihm immer wieder neue Aufgaben stellen, die man zuvor gar nicht kannte. Hier zeigt sich eine der wichtigsten Voraussetzungen für das Erreichen von Zielen: Wo ein Wille ist, findet sich auch ein Weg. Allerdings nützt der Wille allein nicht. Man muss anfangen, sich mit den wichtigsten Schritten einer sinnvollen Planung auseinanderzusetzen. Unbewusst hat unser Kandidat das auch schon getan. Er hat sich gefragt, wie sein Leben weitergeht, über sein soziales Umfeld nachgedacht, über seine Freunde, über seine Kontakte. Er hat seinen Beruf und seine Zukunft im Job hinterfragt. All dieses gehört zur Planung seines Lebens. Wie viel will man in fünf Jahren wiegen? Wie wird man leben, wo wird man beruflich stehen? Doch auch durch erste, eher kopflose Aktivitäten sammelt man Informationen. Dieser Prozess ist wichtig: Man muss Antworten suchen.

Fall 3: Der normalgewichtige, sportliche Joachim Franz

Die ersten drei Jahre waren schnell ins Land gegangen, und ich hatte mich durch sportliche und seelische Täler gekämpft. Ich war tatsächlich meinen ersten und später noch viele andere Marathons gelaufen. Immerhin hatte ich nach nur zwei Jahren 2 Stunden 40 Minuten als Bestzeit vorzuweisen und war stolz. Sportlich gesehen ging es prächtig, alles in allem hatte ich 46 Kilogramm abgenommen. Auch die gesundheitlichen Probleme hatte ich in den Griff bekommen. Nach den ersten Schmerzen in Knien, Hüften und Rücken waren es zwischenzeitlich nur noch die Knie, die ihren Dienst immer mal wieder einschränkten. Nicht, dass ich mich davon abhalten ließ, immer wieder an die Grenzen des Machbaren zu gehen. Aber mein Leistungsvermögen, das mir bis dahin fast unbegrenzt erschienen war, wollte plötzlich nicht mehr wachsen.

Ich lief in den leichtesten Laufschuhen der Welt, absolvierte fast 50 Wettkämpfe im Jahr, Triathlon, Duathlon, Marathon, alle möglichen Läufe. Wie und wo wollte ich denn noch besser werden?

Ich nahm Schmerzmittel ohne spürbare Besserung, testete eine sogenannte Leistungsdiät und wurde eher schwächer. Alle Ärzte wirkten bei meinen Knieschmerzen ratlos, rieten aber doch mehrheitlich zu einer Operation. Ende 1994 gab ich das Laufen auf, träumte aber trotzdem weiter unverdrossen von den verrücktesten Laufabenteuern!

Es war ein harter Einschnitt. Ich liebte das lange Laufen, und keiner konnte mir erklären, wo meine Knieschmerzen herrührten. Und Sätze wie: »Wenn Sie damit kein Geld verdienen, dann lassen Sie doch den Sport!«, halfen mir nicht weiter.

Alexander Steinbrenner, Chiropraktor:

Wenn wir die Symptome unseres Körpers nicht mehr ignorieren können, weil die Hilfeschreie unerträglich werden, beginnt die nächste weitverbreitete Phase: das Betäuben. Entzündungshemmende Medikamente und Spritzen sollen dafür sorgen, dass wir weiter funktionieren. Doch kümmert sich hier wirklich jemand um das Feuer, oder schalten wir nur die Sirenen aus und warten unbewusst darauf, bis alles in Brand steht? Vereinfacht gesagt sind wir nun am Ende der Inkubationsphase und Toleranzfähigkeit unseres Körpers angelangt, und wie bei vielen Krankheitsprozessen bedeutet dies, dass es eigentlich schon zu spät ist.

Im Fall unseres Kandidaten hat eine jahrelange Überbeanspruchung der Knie letztlich zum vollständigen Abbruch des Laufens geführt. Die Schmerzen waren zu groß geworden. Eine Lösung musste her, doch die Suche kann sich schwierig gestalten, wenn man die Ursache nicht erkennt. Niemand wird sich gern operieren lassen, nur um »vielleicht« eine Ursache zu finden. Ich lernte Joachim Franz genau in dieser Phase kennen, und nachdem ich mir seine Geschichte eingehend angehört hatte, begann die Ursachenforschung.

Wir neigen dazu, uns immer auf den Schmerz zu konzentrieren, doch nur wenige verstehen, wie er entsteht. In diesem Fall lag das Problem gar nicht im Knie, sondern in den Gelenken darunter sowie darüber. Joachim Franz hatte über Jahre hinweg eine komplexe Fehlstellung des Sprung- sowie Hüftgelenks entwickelt, deren Kompensation im Knie stattfand und letztlich sogar das Treppensteigen schmerzhaft machte. Die grundlegende Analyse und die folgende Stabilisierung des Bewegungsapparates ermöglichten einen schnellen Wiedereinstieg ins Lauftraining. Eine solche konservative Therapie kann erfolgreich sein, wenn ihr das rechtzeitige und genaue Erkennen der Ursache vorausgeht. Eine Operation sollte immer der letzte Weg sein.

Dirk Colla, Internist:

Inzwischen war der Kandidat schon bei allen Ärzten. Sicher ist auch schon ein Belastungs-EKG gemacht worden. Jetzt wäre eine erneute Bestandsaufnahme sinnvoll: ein Echo, um zu sehen, dass keine Herzmuskelverdickung eingetreten ist, ein erneutes Belastungs-EKG, gegebenenfalls als Spiroergometrie oder eine Laktat-Messung, um die optimale Trainingsfrequenz zu ermitteln. Vielleicht wäre auch ein erneuter Labor-Check aufschlussreich. Dank der ständigen Anwendung von Schmerzmitteln ist vermutlich auch die Leber auf der Strecke geblieben. Bei mehr als zehn Tabletten sollte die Ursache für die Schmerzen gesucht werden, denn die Nebenwirkungen müssen genau überlegt werden. Wenn aufgrund der Schmerzen anstatt des Laufens jetzt andere Sportarten gewählt werden, ist das sicher in Ordnung. Es sollte aber eine Ausdauerkomponente mit dabei sein, wie beim Radfahren oder Schwimmen. Wegen der Kniebeschwerden muss ein guter Orthopäde oder Chiropraktor helfen.

André Albrecht, Trainingswissenschaftler:

Wie schon bei Fall 2 scheinen körperliches Leistungsvermögen, Trainingskennziffern (Dauer, Intensität), Ernährung und Zielstellungen und Erfolge nicht aufeinander abgestimmt zu sein. Eine Festlegung der individuellen Leistungsdaten (Leistungsfähigkeit, Pulswerte) sowie eine darauf basierende Trainingsplanung hätte helfen können, viele Beschwerden zu vermeiden oder zumindest zu minimieren. Gleichwohl ist eine maximale Belastung des Körpers (50 Wettkämpfe) oder ein Ausloten der Grenzen des Körpers niemals ohne Beschwerden möglich; Grenzen kennen zu lernen bedeutet ja per definitionem, so weit zu gehen, bis Beschwerden auftreten.

Stefanie Peters, Physiotherapeutin:

Für das Stabilitäts-, Dehn- und Kräftigungsprogramm gibt es keine weitere Steigerung. Wichtig ist in diesem Fall die konsequente Beibehaltung der Übungen.

Andreas Heuchert, Sportlehrer:

Getrieben durch die neuen Erfahrungen und auch durch die Tatsache, endlich die gesteckten Ziele im Leben wirklich erreicht zu haben, schraubte Joachim Franz seine sportlichen Erwartungen höher und höher. Sich immer wieder neue Ziele zu setzen ist sein Lebenskonzept. Er definiert sein Vorhaben klar und herausfordernd, plant die Maßnahmen und führt sie dann auch durch. Dann werden die Ergebnisse mit den Vorgaben verglichen und beurteilt. Nur auf diese Weise lassen sich außergewöhnliche Leistungen erbringen. Eine innere Kraft treibt Joachim Franz an.

Ich bin überzeugt davon, dass jeder Mensch diesen inneren Antrieb braucht, um erfolgreich zu sein. Neben Talent, Wissen und Können ist das Wollen entscheidend. Hinzukommt die Bereitschaft, sich zu konzentrieren. Joachim Franz liebt den Ausdauersport und betreibt auch nur ihn, er spielt nicht noch nebenbei Tennis oder Squash. So kann er sich voll und ganz seiner Sportart und seinen Zielen widmen. Doch auch Ziele können sich verändern. Sei es durch eine neue Einstellung oder erzwungen durch sich verändernde Bedingungen. Dies ist normal im Leben eines Menschen und auch eine Chance, sich wieder neu mit sich selbst auseinanderzusetzen.

Fall 4: Der sportliche, Ziele suchende Joachim Franz

Es ist mir wirklich gelungen, auch wenn es nochmals Jahre dauern sollte, den Weg zurück in den Laufsport zu finden. Betrachte ich meinen heutigen Erfolg, glaube ich, dass meine wirklichen Leistungen darin bestehen, dass ich weder meinen Mut, noch meinen Glauben an meine eigene Kraft, noch meine wirklichen Ziele verloren habe.

Was bleibt, sind ganz andere Fragen:

1. Was fange ich mit meiner Fitness an?
2. Was muss ich bedenken, damit mich die immer wieder eintretende Bewegungs- und Gesundheitsmüdigkeit nicht auch erfasst?
3. Auch ich werde älter: Werde ich noch immer eine gute körperliche Leistung bringen können, wenn ich 50 oder 60 Jahre alt bin?
4. Was kann ich mir eigentlich bei der Ernährung leisten, welche Bedürfnisse stellt der älter werdende Körper?
5. Gibt es eine Formel oder eine Erkenntnis darüber, welche Belastung ich mir in der Zukunft noch zutrauen kann?
6. Sollte ich über ein individuelles Gesundheitsprogramm für mich nachdenken, und wann soll ich damit starten?

7. Kann ich mir ein solches Programm leisten? Oder ist mein Geld irgendwo besser angelegt?
8. Ich habe gelernt, dass es nie zu früh und nie zu spät ist, egal welche Fragen auch immer zu stellen!

Alexander Steinbrenner, Chiropraktor:

Leistungsoptimierung ist ein großes Thema im Sport, und nicht zuletzt aus genau diesem Grund ist die Chiropraktik aus großen Teilen des internationalen Profi- und Leistungssports nicht mehr wegzudenken. Mittlerweile nutzen auch in Deutschland Sportler aus den verschiedensten Bereichen wie Fußball, Leichtathletik, Tennis, Golf, Motorsport die regelmäßige Betreuung von Chiropraktoren, nicht nur um Verletzungen besser vorzubeugen, sondern auch um durch optimale Funktion und Körperbalance vor und während Wettkämpfen den entscheidenden Vorteil zu gewinnen. Aber auch die Höchstleistung im Alltag stellt besondere Ansprüche an unseren Körper, denen wir immer wieder gerecht werden müssen. Um dies langfristig auch in der zweiten Lebenshälfte erreichen zu können, müssen wir unseren Körper pflegen und ihn bei optimaler Funktion erhalten. Die korrekte Funktion des Nervensystems in Verbindung mit einer guten Köperbalance kann helfen, dieses Ziel langfristig zu erreichen. Auch mit 50 liegen viele Ziele noch vor einem – legen Sie Ihre Basis heute!

Dirk Colla, Internist:

Inzwischen ist Joachim Franz Hochleistungssportler. Auch wenn man seinen Namen nicht bei Olympia findet oder in der Ersten Bundesliga, so liegt sein Trainingspensum durchaus im gleichen Rahmen. Für Hochleistungssportler wird ein ärztlicher Check einmal im Jahr empfohlen. Dabei sollten die bekannten Untersuchungen Echo, Belastungs-EKG, Lungenfunktion, Labor, Urindiagnostik durchgeführt werden, daneben je nach Beschwerden orthopädische Untersuchungen oder Kontrollen durch einen Chiropraktor. Es geht Joachim Franz gut, und wir sollten alles unternehmen, um seine Fitness und seinen guten Gesundheitszustand nicht aufs Spiel zu setzen. Sein individuelles Gesundheitsprogramm wird neben den Herz-Kreislauf-Untersuchungen mit zunehmendem Alter auch die Krebsvorsorge miteinbeziehen. Dazu gehören ab dem 50. Lebensjahr auch eine Darmspiegelung und die Bestimmung des PSA-Wertes. Das ist in Deutschland sicher auch weiterhin bezahlbar.

André Albrecht, Trainingswissenschaftler:

Die Leistungsfähigkeit lässt im Alter zwar nach, die Regenerationszeiten verlängern sich, aber gut dosiertes Training verlangsamt den Alterungsprozess – das gilt auch über 50. Achten Sie auf Ihr Körpergefühl. Alles was Spaß macht und keine Beschwerden hervorruft, kann als sinnvolle Belastung im Alter eingestuft werden. Und sollten Sie nicht schon längst darüber verfügen: Ein individueller Fitness-Plan wird jetzt sinnvoll.

Stefanie Peters, Physiotherapeutin:

Das Übungsprogramm ist zu einem Repertoire von effektiven und intensiven Übungen geworden, die untereinander variiert werden können. Einen hohen Stellenwert nehmen durch die großen sportlichen Umfänge und Intensitäten mit zunehmendem Alter die regenerativen Maßnahmen ein: Regelmäßig gehören jetzt Massage, Sauna und vor allem ausreichend viel Schlaf in den Wochenplan.

Andreas Heuchert, Sportlehrer:

Neben den rein sportlichen Zielen, also Verbesserung der Zeiten, Erhöhung der Streckenlängen, Erreichen von individuellen Zielen, entsteht die Frage nach dem Sinn der Aktivitäten. Es erschließen sich neue, bisher unbekannte Ziele. Bei Joachim Franz sind schon sehr lange zu den scheinbar »sinnlosen« Sportaktivitäten die sozialen Aufgaben getreten, denen er sich als Sportler widmet. Die Dinge, die er dadurch erreichen kann, wecken auch in ihm immer neue Kräfte. Die Befriedigung seiner privaten Wünsche kann in Einklang gebracht werden mit immer größer werdenden sozialen Aufgaben, denen er sich widmet. So entsteht der Eindruck, dass hier jemand keine Grenzen kennt.

Für jeden von uns gibt es neue, unbekannte Ziele. Es kommt darauf an, sie zuzulassen und sie zu sehen.

Register